面相診病

源自《黃帝內經》的面相健康解碼

木 火 金 土 水

趙成泰 著

游芯歆 譯

目次

第2部 來自全身的健康信號 41

構成人體根本的五臟六腑一旦出現異常，會反映到對應的臉部五官及膚色，因此觀察眼耳鼻舌口的狀況，便能得知身體臟腑哪裡出了問題。

第3部 這麼做就能健康

吃喝拉撒睡是人的本能，但怎麼吃才健康？怎麼喝才有益身體？怎麼睡才能消除疲勞？怎麼動才能有助氣血循環？還有，調養身體也要跟著自然律動走，遵循四季的屬性來調養身體，冬養夏藏，就能過一個無病人生。

什麼長相，生什麼病

人各有異，你與我不同，同血緣的兄弟姐妹或是父母子女之間，長相與生活模式也不一樣。

雖然說「種瓜得瓜，種豆得豆」是自然的道理，但每顆豆的模樣與成長狀態卻全都不一樣，這也是自然的另一種規律。就算是同日同時由同一位母親生下的雙胞胎，長相也多少有一點點不同，並造成日後想法或個性上的差異。由此可知，我們全都是不同的存在體。四千八百萬韓國人各自擁有不同的長相與不同的個性，以不同的生活型態過日子。

那麼，長相與健康或疾病之間又有什麼關係呢？如前所述，如果長相、生活模式不同，所得到的疾病或健康狀態也會隨之不同。換句話說，如果韓國四千八百萬的人民天生長相就各有千秋，又以各自不同的習慣生活，那麼在健康與疾病方面也會以不同的型態顯現出來。有十個人，就有十種不同的健康與疾病情形；有四千八百萬個人，就有四千八百萬種不同的健康狀態與疾病特徵，這就是形象醫學的出發點。

優缺點、個性、生活習慣、疾病與健康……，所有的一切都會不同，如此造就了每個人各自珍貴的存在，因為在這個世上絕對不可能存在著跟你我完全相同的人。但即使每個人的存在是如此有價值且珍貴，人類本身卻仍有不足，因此飽受生老病死的折磨。一旦生而為人，就一定會老，會受病痛之苦，到最後免不了死亡。疾病與死亡，是名為人類的存在之缺點，也是我們必須克服的艱險山路。

形象醫學認為，世上不存在完全健康的人，只有正確瞭解自己、認識最佳的保健方法，並依此來維持健康生活的人。只要能戰勝自己的缺點，便能使缺點成為自己與社會發展的原動力。缺點不是壞事，因為有了缺點和障礙，我們在努力克服的過程中，便會躍升到一個新的發展階段。換句話說，缺點與障礙反而成為發展的原動力與生活的能量。

對於疾病，也要以如此的角度來看待。生病，不是只帶給我們痛苦；因為生病，我們才能體會健康活著比什麼都重要。也因此，才產生了醫生所必須承擔的責任。醫生不是僅僅以藥物或針術來治療病痛的人，而應該是個親切的指導者，告訴病人為什麼會生病，生病代表什麼意義，想盡快擺脫疾病的話，就該如何生活。

這是形象醫學所要追求的最終目標。所謂形象醫學，一言以蔽之，就是「長什麼樣子，生什麼病」。形象醫學是一門學問，強調：因為我與其他人各自擁有獨一無二的長相、個性、生活方式，會得到不同的疾病，所以對自我的瞭解才是最重要的。簡單來說，便是正確地告知，所謂「我」的存在擁有哪些優缺點。進一步協助人們領悟該如何生活，才不致於使本身的缺點成為折磨自我的疾病。

執筆之初，我想構築的基本框架與目標就是起源於此。本書內容分為三大部分。第一部：簡單說明何謂「形象醫學」。形象醫學是透過人的長相來診斷疾病，並加以治療的一門中醫理論，本章中說明其理論背景與原理是如何開展的。第二部：具體探討人體各部位與疾病的相對關係，並依五行分出不同體質與臉形，按照眼、鼻、嘴、舌、耳、膚色、骨骼、牙齒、肌肉、頭髮、體毛、皺紋、黑斑、青春痘等各自的型態，瞭解會有何種疾病時常上身。再者，藉由過去本人直接治療過的臨床案例，讓讀者對此有更詳盡的認識。第三部：介紹能維持健康的正確生活規律。事實上，所謂疾病，雖然也有生來體弱所致，但大部分都是因為缺乏正確的生活規律所造成。因此只要能堅守生活規律，就能預防疾病發生，也能盡快加以治療。在本單元中，也介紹了維持健康所必須遵守的生活守則。

最後，我要向帶領我、教導我，使本書得以問世的芝山先生致上內心深處最崇高的謝意。還要感謝讓我堅定意志，走上中醫學之路的中醫學前輩陽谷先生（家父）。同時，也要感謝始終在我身邊支持我的——我摯愛的妻子。

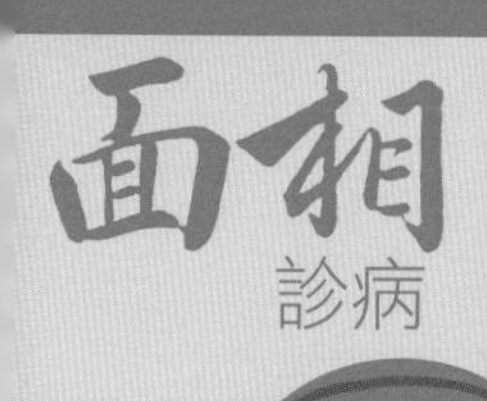

1 照長相活才健康

肥胖者因肥胖而病，乾瘦者因乾瘦而病。
簡單來說：就是「長什麼樣子，生什麼病」。
也就是說，肥胖者有令其肥胖的生活習慣，
乾瘦者有之所以乾瘦的生活模式，
兩者殊異，因此維持健康的方法自然也不同。
只要照著自己的長相採取適當的生活模式，
任何人都能預防疾病。

【第一章】……醫生會看相？

既不用聽診器傾聽身體內的聲音，也不用進行抽血或照X光等等科學性檢查，中醫師到底是如何診療的呢？當然，大家幾乎都有過找中醫師看診的經驗，所以答案或多或少可以自行推斷出來。

首先，病患和醫師相對而坐，然後將自己目前飽受折磨的症狀和過去曾有過的病史告訴醫師。接著，醫師便以此為根據，透過把脈來判斷病因，這便是一般性的中醫診療法。最近有些中醫師也會利用尖端的醫療儀器，來檢測患者全身經脈狀態的正確數據。

◉形色診療：看長相治病

不過，還有一種診療方法，是在大部分患者都毫無所覺的情況下就無聲無息地完成了。那就是觀察患者的「形色」；也就是看看患者的個子高不高、臉形是否國字臉、鼻子挺不挺、嘴巴大或小……，掌握患者的長相，再區分其臉色或全身膚色的特徵。用難一點的話來說，便是「觀形察色」，也就是傳統中醫所說的「望診」。

「望聞問切」是中醫院裡所採用的診療法，其實就是根據形、色、脈、症四個要素來進行的；也就是綜合患者的長相、臉色及膚色，以及經脈的狀態、患者主訴的症狀，來找出發病的原因，據此治療。唯有這四者合一，才能正確且全面性地治療患者。若僅靠脈症，或光靠形色來治療，就會因為不夠全面，不只治療上進展緩慢，也會在治療後出現再度發病的問題。

然而，看看現今中醫學的趨勢，比起形色，似乎更重視脈症：只憑藉把脈和患者的症狀，來思考「這樣的病該使用哪種藥物才能治癒」。我不得不承認，十多年前，在我接觸形象醫學之前，也曾陷入如此的誤謬之中。發病原因複雜多端，很多複合性症狀會同時出現，因此根據形、色、脈、症的綜合性診斷與治療，比什麼都重要。

特別是過去一直被忽略的形色診療，其重要性不管如何強調都不為過。活躍於中國戰國時代後期的名醫扁鵲❶（傳說可以起死回生的一位名醫）就曾說過：「病乃起因於內，顯現於外，故從體表徵，可知未來預後。」就算只看韓國的中醫寶典《東醫寶鑑》，也可知人的形色在疾病診療過程中是十分重要的線索。我們簡單地看看下列內容：

❶ 扁鵲，約生於公元前四〇七年，善用脈診及望診來診斷疾病。據說他路過齊國時，看到齊桓侯的氣色不好，斷定他已經生病了，便對齊桓侯說：「你有病在膚表，不快治就會加重。」桓侯回答：「我沒病。」過了五天，扁鵲又來察看齊桓侯的氣色，然後說：「你的病已侵入血脈，不治會加重。」桓侯聽了不以為然。再過五天，扁鵲又求見，仔細觀察後又說：「你的病已進入腸胃之間，再不治就來不及了！」桓侯聽了很生氣，沒有理睬。等到扁鵲第四次求見桓侯時，只看了一眼，就慌忙跑開了。後來桓侯的病因為已深入骨髓而無法治，不久後就病死了。

耳堅者腎堅，耳薄不堅者腎脆，耳好前居牙車者腎端正，耳偏高者腎偏傾也。

——《東醫寶鑑》內景篇

眼耳口鼻之一的耳朵，正確地反映出五臟六腑中的腎臟狀態。因此，觀察耳朵，就能判斷出腎臟先天性的好壞。《東醫寶鑑》裡就是以此種方式將眼耳口鼻與五臟一一連結起來：眼對肝臟、口對脾臟、鼻對肺臟、舌對心臟，只要如此對照體內的臟器聯想即可。當然，想憑著形色來治療疾病，並不是那麼簡單，不過只要按照醫書裡所記載的基礎公式，多少就能斷定五臟六腑的狀態。

因此，即使不把脈或傾聽患者的自訴症狀，在某種程度上也能說出患者的病症。以鼻孔外露的患者為例：鼻孔外露表示膀胱不好，因此問診時，便要以此為中心。「小時候很大了，才能自行控制小便吧？還有最近很疲倦時，是否會出現尿失禁的現象？」一問之下，大部分的患者都會感到驚訝萬分。因為他們什麼都沒說，醫生卻什麼都知道。事實上，每當我將形象醫學理論應用到患者身上時，連我自己都嚇一跳。然而，只要想到形象醫學傳承自中醫的醫相學，而醫相學又是以數千年所累積的臨床經驗為基礎，然後加以系統化的一門學問，就覺得一切都是理所當然。

◉形象醫學與觀相術

這時候，患者就會問：「您怎麼會連這種事情都知道？都還沒把脈呢！難道您還會看相？」甚至還有人會用疑惑眼光來打量，心裡可能想的是：「眼前這位該不是真正的中醫師，而是哪來的江湖術士吧？」從某方面來看，形象醫學與觀相術還真的很容易搞混呢！首先，其判斷的標準都來自人的長相；其二，觀相術也是以臉形和膚色來探知對方的疾病或健康狀態，其三，兩者都是透過長相來掌握對方的個性。以上這三點，是形象醫學與觀相術看似相近之處。

不過就掌握人的長相這點，兩者觀看的角度與重點並不一樣。觀相術是以求助者的長相好壞，來判斷吉凶禍福或命運。相反的，形象醫學則是一門以治療疾病、保身健體為目的的學問，要察看的是患者的形色。所以，即使面對的是同一個人，觀相術與形象醫學也可能會出現完全不同的看法。

以前面提過的有關耳朵的說法為例：從觀相術的角度來看，耳形大、有大耳珠才算是好的耳相。但在形象醫學裡，耳朵大未必是好。因為耳大，腎臟就大；腎臟大，則常會感到腰痛，容易受不好的體氣所傷，因此會據以判斷患者身體不健康。結論是：以形象醫學來說，耳朵小而厚實才是「好相」。

◉形象醫學與預防醫學

形象醫學的重要性不僅僅在疾病的治療上，在預防醫學方面，也應該藉此有新的見解。形象醫學的特徵，一言以蔽之，便是「什麼長相，生什麼病」。這裡所說的「長相」，涵蓋的層面不單指外表的模樣而已，也包括基本的個性和生活方式。就拿老虎為例，老虎是肉食動物，進行的是脊椎運動，如果會得病也必定是肇因這兩者。譬如吃了腐肉或肉吃得太多，病就跟著來了；而脊椎活動量大，也容易得病，所以我們可以說，這些是「老虎病」。所以一頭老虎，絕對不會得到「兔子病」。因為兔子和老虎不同，兔子是草食性動物，只有跟草食相關的疾病才會找上身。

人也是一樣。對胖子來說，肥胖便會成為其病因；對瘦子來說，乾瘦也會成為其病因。簡而言之，就是「什麼長相，生什麼病」。肥胖的人以肥胖的方式過活，乾瘦的人也以乾瘦的方式過日子，兩者維持健康的方法自然也隨之而異。因此，若能按照自己的外形採取適當的生活方式，任何人都能預防疾病，防病於未然。形象醫學的終極目標就在於此。

健康，必須在身強體健的時候好好維持。因為再也沒有比自己打破油罐，還想撈回油水更愚蠢的事情了。

【第二章】……人活著就會生病？

每個人都希望能無病無痛地健康生活，換個角度來看這句話反映出的真正意思，無異是說，只要是人就會得到某種型態的疾病而深受其苦。身體再怎麼健康的人，從出生到死亡，絕對不會從來不生病。

於是有人就會問，為什麼人一定要為病痛所苦呢？有沒有辦法可以無病無痛地過一輩子？為了解決這個問題，人們四處尋找有益身體的飲食和補藥，做對健康有好處的運動，依賴聽說是醫術高超的醫生。然而，這些辛苦的努力，如果沒能在疾病防治方面建立一種正確觀念的話，最終所有的努力都只能付諸流水。

一般人想到疾病，總是會帶著負面想法，覺得最好不要生病，即使不幸生病了，也要完全根除治癒才行。事實上，在形象醫學中，不會完全以負面角度來看待疾病。對人類來說，身體病了固然不好，但也有其正面意義。所謂「疾病」，是因為人類的身體本身就是個不完美的存在，疾病才會趁虛而入，但也因此成為人類努力克服不完美、追求完美生存的原動力。

形象醫學認為「人的存在本身就是病」。包括人類在內，生活在這地球上的所有生命體都具有形體，不以形體出現的大概只有虛無縹緲的神了。神為萬物的創造者，是沒有「過與不及」的完美存在。

◉人的存在本身就是病

相對來說，萬物都有或多或少的不完美，在擁有自身價值的同時，也帶有缺陷。正因為有這些缺陷，才能彰顯其所謂的價值。一個完美無缺的存在體，其本身已達十全十美，再無任何價值可言。活得有價值，是因為其本身還有缺陷需要補足。

因此，萬物的存在總有其價值。沒有一點價值，就不會出現在這個世界。即便是鋪滿整個沙灘的沙子，也有其存在價值。蓋房子絕對需要用到沙子，有了基本的礎石和經久耐用的木材，若缺少了沙子，房子還是蓋不成。所以，萬物本身雖然都有缺陷，但也因此而有其無法取代之處。無可取代，就意味著價值。

比起渺小如芝麻的沙礫，人類本身的價值就更不用說了。人類是擁有精神與魂魄的存在體，是承天地之命而生的萬物之靈。如同萬物一樣，人類也生而有形，但因具有獨特的精神與魂魄，而得以將人與單純的萬物區隔開來。

即便如此，人類還是不完美，因為構成人體的「五行」本身就帶著偏頗之故。再說，完美就意味著沒有成長與發展的空間，那麼人類何必還要孜孜追求呢？人體的不完美、不充足，是造物主給我們的先天缺陷。舉個簡單的例子來說明：我們的手。手能握住東西，可以拿食物吃，還可以運動。但還是有其不足之處：手長在體側，有其行動的侷限性；手受傷了會痛，還得忍受莫大的痛苦才能復原。然而，如果沒有手呢？（換句話說，就是除去人體的缺陷），那就會成為另一種缺陷，讓人備受折磨。對人體來說，有是一種缺陷，沒有也是一種缺陷。

就是這類的缺陷讓人生病，讓人因病所苦。相同的道理，疾病絕非無中生有，而是原本就存在於人體內。只不過這些原本隱藏著的缺陷，會在人身體虛弱時變身為疾病，顯現於外。

◉先天缺陷有跡可循

舉個例子來看，一個人嘴大、無力，表示其脾臟很虛，這就成了一種先天缺陷。膚白，表示肺功能不佳，也會成為一種缺陷。過於肥胖，遇濕則弱，容易因此生病，這也成了一種缺陷。多事操勞，也會成為一種缺陷，因為容易過勞成疾。眼角魚尾紋表示腎臟虛弱，鼻樑上的皺紋表示肝臟不佳，這些都算是個人的缺陷。

除此之外，人還有各式各樣的缺陷存在。例如，從臉上的黑斑狀況或出現部位，可以找到身體病症所在。男生女相或女生男相，各有其因。多事操勞容易積勞成疾，但過於怠惰無所事事，也會成為病因。再者，臀大為瑕，臀小也不好。膚色太白太黑，是一種病徵；太青太黃，也是毛病顯現之兆。

年老體衰也是人體的缺陷，年過七旬的老人經常會抱怨自己什麼事情也沒做，卻老是腰痠背痛。就臨床來看，這類求診患者不少。患者會覺得自己沒有做過什麼會導致腰背痠痛的事，但腰背老是發疼。這是為什麼呢？俗語說事出必有因，患者自認為什麼事情都沒做，但年過七旬，怎麼可能什麼事都沒做呢？一棟房子蓋了七十年，設備也會變得老舊，房屋也會有多處損壞。人也是一樣，年紀大了，無論保養得多好，五臟六腑的功能多少會有所損傷，精力也會損耗。元氣衰弱、體液不足，腰部就容易出狀況。

◉外在環境也是致病因子

弱點是缺陷，但優點也會變成毛病。從形象醫學來看，顴骨突出的人是骨架粗大的體型。骨架粗大的人，是因為出生時骨骼結實之故，其為人個性果斷，遇事通常能輕鬆解決，因此大都屬於認真工作的類型，做事不輕易感到疲累。但也正因為這種特性，常常導致過勞情況。如果說一個骨骼粗大的人，工作認真到「形銷骨立」的程度，可以知道骨骼方面一定是百病叢生了；而且一旦疾病上身，也不容易治癒。換句話說，結實的體格反倒成了缺點了。

到目前為止，我們針對所謂人類這種存在體的內在缺陷做了一番說明。然而，圍繞人類的外在環境也同樣存在著瑕疵。所謂「風寒暑濕燥火」，正是指風、冷、熱、濕氣、乾燥、火氣一類的外在環境缺陷。我們會生病，就是因為無法戰勝這些外在環境的條件所造成。

人類既無法生而完美，也無法在沒有任何缺陷的地方生活，因此我才會說「存在」本身就是一種不完美。所以，無論何人，活在世上都會各有病弱之處。但卻不能說，有如此先天缺陷，就一定會生病。

缺陷不見得就不好，千萬不要完全以負面的觀點來看缺陷，只要能不斷努力來排除缺陷，那麼缺陷反而會成為健康的推手。俗話說「病秧子長壽」，一般來說，體弱者因為較易生病，往往會更注意保養健身，反而能長命百歲。相反的，一向自誇身體強健的人，卻可能英年早逝。因為他們自恃身強體壯，便過著過勞、暴飲暴食的不規律生活，造成一發病就不可收拾的地步。

讓缺陷成為痼疾，飽受其苦？或者讓缺陷成為健康的推手？決定權，握在你的手上。現在請好好想一想，我現在過得如何？該怎麼生活才是正確之道？

【第三章】……雙胞胎會生一樣的病？

「病由相生」是形象醫學的立論觀點，有人可能會針對這句話而提出各種疑問。比如：「這和面相學有什麼不同？」，或是「真的只要看看長相，就能知道患了什麼病嗎？」，或是「那麼，長相一模一樣的人不就會得一模一樣的病？」，或「意思是說，長相近似的家人，生的病也差不多？」等等，問題五花八門，什麼都有。

雖然問題的內容不一，但問題的本質其實是一致的。那就是：所謂的形象醫學，到底有何種醫學上的根據？而在臨床治療上，又具有多大效果？

◉古老的醫相學

以患者的長相和呈現在外的各種病徵為根據來治療疾病，在冠上「醫相學」這個名稱之前，其實早就存在了。更精確來說，這種診病方式早在醫學成為有系統的一門學問之前就已經存在了。要治療疾病，若不仔細觀察患者這個對象，就絕對無法治癒。

最早將「觀其形、診其症、治其病」的方法整理成書的，首推中國醫學的《黃帝內經》一書。此書內容記錄的是中國三皇之一的黃帝與臣下岐伯等人對醫學理論的對答，從五臟外候（由體外的形象與症狀，來觀察體內的五臟六腑狀態）到生活規範，都有詳細記述。

堪稱韓國漢醫學根本的《東醫寶鑑》，書中也收錄了《黃帝內經》的醫學理論。在〈內景〉篇與〈外形〉篇中，非常具體地描述了人體外形與各種疾病之間的關聯性，甚至特別強調觀察病人形貌的重要性：

> 凡人之形，長不及短，大不及小，肥不及瘦。人之色，白不及黑，嫩不及蒼，薄不及厚。而況肥人多濕，瘦人多火，白者肺氣虛，黑者腎不足。形色既殊，臟腑亦異，外證雖同，治法迥別。❶

上文斷然明示形象的重要性。例如流鼻水、喉痛聲啞、咳嗽之類，看似相同的感冒症狀，會因為

《黃帝內經》（編注）

簡稱《內經》，是中國現存最早具有完備醫學理論體系的一部醫學典籍。全書共十八卷，《素問》、《靈樞》各有九卷、八十一篇。其醫學理論建立在古代道家理論的基礎之上，內容包括陰陽五行、脈象、經絡、臟象、診病治療與養生。相傳是黃帝與岐伯、雷宮、伯高、俞跗、少師、鬼臾區、少俞等多位大臣討論醫學的內容記述，但一般認為成書於戰國時期（西元前476年～前221年），也有學者認為成書時間是西漢（西元前202～西元8年）。隋唐以後東傳韓國、日本、越南，廣泛影響東方醫學千餘年。

❶ 原出處為元朝名醫朱丹溪（一二八一～一三五八年）所撰的《格致餘論》。《格致餘論》共收醫論四十一篇，包括基礎理論、病證辨析、治法以及針對一些方劑的評述等。

患者本人的胖瘦、膚色差別，而有不同病因。如此一來，就算是症狀相同的感冒，也會因為病因不同而必須使用不同的治療方法，才能期待良效出現。

《東醫寶鑑》的〈雜病〉篇中有一幅依患者臉形和面色來診斷疾病的「觀形察色圖」，還有一首看臉色來判斷病症的「面相形症歌」。連圖和歌都有記載的程度，可見其活用度之高。

主張「什麼長相，生什麼病」的形象醫學就是以此種醫學理論為基礎，有系統地整合以《周易》為始的東洋哲學與實際臨床經驗，所產生的一門學問。

那麼有人可能會問，形象醫學要如何應用在實際的治療上？還有，人的外表在辨別病因時，真的可當成重要因素嗎？這些問題的確非常重要，也是讓人不禁起疑之處。對於這些疑問，我會在後面章節詳細說明，先在此簡略解釋。

《東醫寶鑑》（編注）

韓國漢方醫書著作中最負盛名的一部醫書，於李氏朝鮮時代，由當時的朝鮮醫聖許浚（1539~1615年）等御醫於1596年開始編撰，1610年成書，1613年由朝鮮王室正式宣布刻版刊行。全書共有二十五卷、二十五冊，分內景篇（內科）、外形篇（外科）、雜病篇、湯液篇（藥學）、針灸篇五大部分，彙集了十六世紀以前東亞的醫學知識，參考中醫藥書八十三種、朝鮮醫書三種，堪稱是韓醫學的百科全書。

◉觀形色之臨床驗證：腰痠

臨床病患的症狀之多之雜不勝枚舉，其中尤以腰痛患者的數量最多。人類以雙腿站立、直立步行，因此腰部是人體中最容易受傷的部位。然而，腰痛的人雖多，症狀卻形形色色。有人是腰部隱隱作痛；有人早上起床，渾身不舒暢，腰部如針刺般陣陣疼痛。還有人上午時都還好，但到了下午就會因為腰痛而動彈不得。甚至也有人腰痛時，會伴隨著頭痛、食欲不振等其他症狀。

腰痛是現代人最常見的病痛之一，但顯示出的表面症狀卻相當複雜，想要辨別病因而加以正確治療的話，可不是件容易的事情。此時若能參佐病患長相來診斷的話，便能知道病患所抱怨的腰痛症狀有哪些細微差別，以及不同的病因所在。

首先，皮膚偏黑者的腰痛症狀，大部分都是隱隱作痛。他們不會抱怨腰痛得快斷掉似的，而會說腰有點痠痛。這種情況通常還有便秘、嚴重口臭、腳底火辣辣等症狀；還可能伴隨腹部脹氣、後頸筋肉緊繃、肩膀痠痛等現象。此乃腎虛（腎臟功能虛弱）所引發的腰痛症狀。皮膚偏黑的人，就體質上來說腎功能就有許多障礙，腰痛也因此而生。所以必須使用具有助腎功能的「加味腎氣丸」❷來治療，一旦身體全方位功能有所好轉，腰痛自然也會消失。

膚白肥胖的人，腰痛時會有多汗、腹瀉傾向，經常會感到很疲勞；還會出現頻尿、白天打瞌睡、食欲不振（甚至厭食）等症狀。中醫學將以上現象所伴隨的腰痛稱為「陽虛腰痛」，此乃陽氣不足所引發。針對「陽虛腰痛」的體質，必須對症下藥以「補身湯」來治療，效果最佳。不過，這裡所說的補身湯，可不是伏日所吃的補身湯❸，而是中藥處方裡的一帖方藥，千萬別搞錯了

至於體型精瘦的人所抱怨的腰痛症狀，通常下午會比上午痛得厲害，還會同時出現失眠、便秘的

❷本書所列方劑，使用的藥材組成請參見書末附錄。

❸這裡說的補身湯其實就是狗肉湯，韓國民俗習慣在三伏日吃參雞湯或補身湯（狗肉加上粟米及白蘇一起燉煮）。

現象。這是陰虛（指陰氣虛弱）所引發的症狀。為了補足陰氣，可用「補陰散」、「大造丸」或「補陰益氣煎」等處方來治療。不過，視個人體質不同，這些處方最好還是需要經過專業中醫師的診斷後服用。

如上所述，觀察為腰痛所苦的病患長相，就可正確辨別其病因；也唯有查明正確的病因，才能期待快速而有效的治療。僅僅是一種腰痛症狀，就有如此不同的起因，由此可知所有疾病幾乎都會伴隨各種不同症狀，因此增加了治療上的困難。此時，觀察患者的形體長相就成了重要的衡量指標，形體長相的重要性也正在此。

◉形色脈症，缺一不可

臨床上觀察患者的體型相貌（即「觀形察色」），其重要性就算再三強調都不為過。然而，即便如此，在診療過程中，也不能單單只靠觀形察色，把脈、診斷病症也同樣重要。特別是女性病患，絕對不能疏忽把脈這個過程。

古語云：「療一婦人病，難於療男子十人。療一小兒病，難於療婦人十人。」意思是說，向小孩詢問正確的具體症狀很不容易，也難以把脈，因此大大增加治療的難度。而女病患之所以比男病患難治療，則是因為女病患有很多難以啟齒的症狀。女人即使面對生活了一輩子的丈夫，也有絕對不說出口的秘密。所以診療女性病患時一定要把脈，才能瞭解其正確病症。

把脈，不僅可以知道病因和病情的進展，還能知道患者的個性，也可以知道患者當下是否正在服藥。不管是中藥或西藥，只要正在服用某種藥物，兩手就會出現相同脈象。生病會使脈象變得紊亂不規律，但正在服藥的話，就會壓制此種不規律，而使得兩手脈象呈現一致。

因此，想要省略形色脈症中的任何一項都不可行。唯有綜合活用這四種方法，才能做出完美有效的診斷與治療。一般人可能會誤以為，所謂「形象醫學」，就是忽略其他所有方法，單只強調患者外在形貌的觀察。事實上，形象醫學所追求的是形色脈症合一，以此來治療疾病、保養身心。只有形色脈症合一的綜合性診療，才能順利治癒那些在檢查上毫無異狀、卻飽受病痛之苦的病患，或病因已明卻達不到良好療效的病例。

◉雙胞胎會得一樣的病？

最後再針對兩個疑問，在此加以解釋，希望大家能再度審視自我健康。第一個疑問是：「長得一模一樣的雙胞胎是不是就會得一樣的病？」第二個疑問是：「長相類似的家人，是否也會得到類似的疾病？」

這兩個問題可以合併為一個來看。按照形象醫學的說法，疾病與外形長相密切相關，其症狀與脈象也呈一致。那麼，我們就來看看「長相類似的人，是否就會得到同類的疾病」這個問題。我們經常會聽到周遭的人提到遺傳病，比如父子同樣因為肝癌過世，或者某個家族有好幾個人都罹患了高血壓、糖尿病，飽受病痛之苦。對於這類現象，形象醫學又是如何解釋的呢？

首先，我們先來想想「長得一模一樣」或「長得很像」這句話的意義。家人之間的長相近似，是因為決定體質的遺傳因子類似之故，同一父母所生，長相自有相似之處。同時出生的同卵雙胞胎，長相、體質會相似就更不用說了。正因為體質相似，自然就帶有引發疾病的相似因子。特別是，在同一個家庭中同吃同睡同住，生活環境也是不可忽視的因素。

要注意的是，並非體質相同，就一定會罹患相同的疾病。前文說過，先天缺陷會引發疾病，但有缺陷卻未必就會成為疾病。就算缺陷再大，在健康的生活狀態下，這種缺陷也不會暴露及引發出來。只有在肉體或精神上過度勞動，或性生活過度，或年老體衰等等原因的作用下，使得身體機能逐漸衰弱，才會引發疾病。換句話說，只要沒有出現這些負面因素，維持健康生活，疾病就不會上身。因此，就算是體質完全相同的雙胞胎，也會隨著其個人生活環境狀態的不同，而得到完全不同的疾病。

要想維持健康，先天體質固然重要，但正確的生活習慣、後天的健康環境更是重要。只要能牢記這一點，必然能對「該如何做，才能健康生活」的疑問，找到最確實的答案。

【第四章】……男女看相大不同

到我們中醫院求助的人當中，有不少人是因為不孕症而來。隨著現代科技的日新月異，很多求子心切的夫妻都試過荷爾蒙療法或人工授精、試管嬰兒等各式各樣的方法，卻仍舊無法懷孕，只能一試再試。

◉女生男相，容易不孕

金小姐三十二歲，今年已經做過兩次試管嬰兒，還有多次人工授精手術。過程中，因為輸卵管阻塞，還做過疏通手術。她可以說用盡了一切手段，卻仍舊無法成功懷孕，為此而飽受打擊。楊小姐三十八歲，結婚十年一直沒能懷孕，她也接受過多次人工授精手術。

看著這些飽受不孕之苦的女性，可以發現她們的長相都有幾個共同點。其一是身材修長、骨架粗大、肩膀較寬，有些人的外形甚至就像個男生。其二，多數不孕婦女皮膚粗糙、缺少潤澤，膚色也顯得暗淡。其三，其中有些人手腳冰涼，小腹贅肉多。這些都不是女性原來應該有的特徵，也就是不符合女性的基本形象。

一般來說，強烈女性化的外在形象，包括頭比身體小、骨骼細緻、體態豐潤，而且五官要秀氣，特別是眼睛和嘴巴要長得好看。體型上，胸部與臀部特別發達，下半身比上半身豐滿。此處所謂的「強烈女性化」，若從西醫觀點來解釋，就是指女性荷爾蒙分泌旺盛。所以，只有雌激素（estrogens）或黃體素（progestogens）這類女性荷爾蒙旺盛分泌，女性的月經、懷孕、分娩等功能才能順利運作。由此可知，女生男相，就意味著這類女性的荷爾蒙分泌失調。因此這類外形對女性而言，就成了一種缺陷、矛盾，相對也會引發不孕的問題。

那麼，女性象徵到底是什麼？男性象徵又是什麼呢？到底要長得什麼樣子，才算女性化或男性化？其中所包含的意義又是什麼？我們有必要進一步來探討。

◉女人個要小，男人個要大

前面我們已經提過，強烈女性化的女人，頭比身體小、骨架細緻、體態豐潤；而就體型來看，下半身要比上半身大且發達。這個模樣，很容易讓人聯想到維納斯像。整體看來，就像個正三角形的構圖。相反的，強烈男性化的男人外貌則要長得像米開朗基羅的大衛雕像，肌肉發達、頭部大、肩背發達、骨架粗大，整個體型呈倒三角形。還有一個特徵就是，男人的腹部會比女人突出。

男女體型上的差別，古人早就有所鑽研，例如《東醫寶鑑》裡就提到：「男陽女陰，男子天氣旺，女子地氣盛……。」天氣具有「立人守護」的性質，地氣則具有「飽養滋潤」的特性。男人與女人各自持有的特性，便是由此基本性質所發端而來。擁有天氣的男人，比較靠近天空，因此上半身比下半身發達。相對來說，女人擁有地氣，比較接近大地，所以下半身較為發達。以圖形標示，更容易明白（見下圖）。

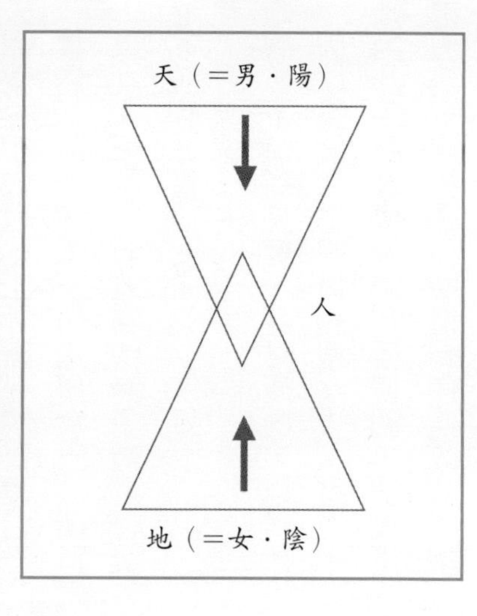

擁有天氣的男人遠離大地，因此常常會往下發展朝向懷念的大地；而擁有地氣的女子，則總是往上生長朝向思念的天空。由上往下傾向強烈的男性，會比由下往上的女人個子高多了，因為朝下會比朝上順利且自然。相反的，努力朝上生長的女人個子反而沒長多少。

因此，男人以個子高大、女人以個子嬌小為原則。不過，最近常可見到一些個子高大的女人，而個子高大意指天氣旺於地氣，也因此個子高大的女人適合像男人一樣從事需要消耗較多元氣的社會活動。話說回來，個子高大的女人，在身為女性的角色上多少有些不足，常常會為生理不順或不孕所苦，很多人也會在分娩過程飽受折磨。這類女性對家事通常興趣缺缺。相反的，不少個頭小的男人往往帶有女性氣息。此外，個頭小的人地氣旺盛，喜歡享受性生活。

◉男人的鼻、女人的嘴要長得好

朋友之間有時會說些帶著性暗示的話，拿男人的鼻子和女人的嘴巴來隱喻性器官。或許你也聽過像這樣的玩笑話：「姊姊真幸福，姊夫的鼻子很大呢！」然而，這種暗示性的話不能說完全正確，也不能說完全錯誤。其實，鼻子和性器官的大小無關，但男人主要以「氣」而生，而鼻子正對應著「氣」。因此鼻子長得好的男人，其氣必強，這種人在家庭與社會上都能將自己的角色扮演得很好！按中醫理論，人體內有所謂的「氣」和「血」。其中，男人必須養氣，而女人必須養血。以養氣為主的男人屬陽性，主觀明確，對內為一家之主，對外則在社會中謀求發展。

相反的，女性以養血為主，將孕育子女、相夫教子視為己任。但女性中也有一些人的氣多於血，這種女性對家務沒興趣，窩在家裡就會覺得苦悶，對懷孕生子不在意，就算想懷孕也未必能如願。仔細觀察那些不孕症的女性，會意外地發現其中不少都有女生男相的共同點。從事律師、醫生等高度專業的職業婦女中，有不少人也是氣甚於血。

「氣」和「血」在臉部五官中分別對應到鼻子和嘴巴，所以說男人的鼻子、女人的嘴巴要長得好才行。古時候說女人要生活得幸福、有福氣，都以深受丈夫寵愛、相夫教子來評斷。說得更白一點，生活無虞、有得吃、吃得下的女人，才是好命。「吃」當然不是用鼻子，而是用嘴巴，所以女人的嘴巴要長得端正好看，在形象醫學中才是「好相」。以女人來說，若五官中鼻子最醒目突出，就得工作一輩子，靠自己的雙手賺飯吃。這樣的女性必須工作才能滿足。

曾經有位五十三歲的女性患者，因為手腳發麻找上了我。她的鼻子又高又挺、身材瘦削，以現代的眼光來看算得上是個美人。但身為醫師的我看來，卻是一個以養氣為主的男相型女人。這在中醫學裡稱為「氣實」，簡單來說是屬於「氣強的女人」。她因為手腳麻痹做過各種檢驗，卻找不出原因，只要有點名氣的醫院、中醫診所、針灸專科，她都去過，病情卻沒能得到任何改善，讓她十分痛苦。平常只要稍微勞神，痛症便會加劇，晚上也睡不好，有時甚至痛到說不出話來。

以這位女病患的情況來說，檢查不出任何異常，其實並不奇怪。不管現今醫療技術有多發達，體氣循環不順所造成的手部發麻，在醫事檢驗中絕對查不出來。這名女病患說，自己雖然是全職的家庭主婦，卻無法靜下心來待在家裡。如果自己一直窩在家裡，就會覺得氣鬱胸悶。診療後，為了消耗她過多的體氣，我開出以香附子為主的處方「正氣天香湯」來治療。過後沒多久，就聽說困擾她多年的手腳發麻症狀神奇地消失了。如果我不知道觀相，也不知女性應以養血為主，可能就沒辦法順利治療這個案例了。

◉男人皮膚要黑，女人皮膚要白

不管人類生活如何快速變化，時代如何蛻變，懷孕生子、養兒育女，對多數女人來說畢竟還是天經地義的事。當女人在家裡生養子女的時候，男人就到外面工作來撫養家人，自古以來，「女主內、男主外」的觀念一直都居主導位置，因此原始社會的男人從事狩獵來養活家人，到了農業社會則改為耕種。不過，近來經濟型態丕變，夫妻外出工作已逐漸成為常態。

我們稱自己的丈夫、妻子為「外子」、「內人」，就是以家這個空間為中心來區分的。而生活空間的差異，自然也會對人的外貌產生影響。經常在外面活動的人，必須克服冷熱、風雨等外在環境的變化，比起脆弱敏感的白色皮膚，強壯、耐曬的黑色皮膚更適合在外奔走。相反的，長時間待在家裡的人，皮膚自然會越來越白。從這裡就衍生出男人皮膚要黑、女人皮膚要白的觀相原則。這裡所指的男人與女人，並非單純意義上的男女之別，而必須視為廣義的男性化與女性化。例如膚色偏黑的女人，本身的男性化強過女性化，個性上自然會產生與外在惡劣環境對抗的堅韌氣質，因此與其要她在家中端坐，不如讓她像男人一樣在外面從事社會活動。膚色偏黑的女人如果以家庭生活為重心的話，本身所具有的陽氣便無法散發出來，鬱積久了就容易出現神經性頭痛、神經性胃炎、憂鬱症、生理失調、甲狀腺疾患等病症。因此就算是女性，如果膚色偏黑的話，就應該外出工作，以散發鬱積之氣。這不僅是治療疾病的最好處方，也是一種生活智慧。人都應該按照自己的外貌長相，盡量發揮本身特有的價值才對。

相反的，膚色偏白的男性因為氣虛，很容易感到疲倦、進取力不足，對於風吹雨打、冷熱變化大的環境，適應能力也很弱。因此常會罹患過敏性鼻炎或鼻蓄膿，還有慢性胃炎。我所治療過的男性患者中，曾經有個皮膚特別白的病患因為顏面神經麻痺而上門求診。

那是一個下大雪的寒冷冬天，這名三十多歲的男子戴著口罩到醫院來。他顏面神經麻痺的症狀已經有兩個月之久，儘管他不停地到各大醫院治療，卻只是心力交瘁，病情還是毫無改善。我為他把脈時，他因為一直冒汗，搭在手腕上的感覺黏乎乎的。我當下便認為這是膚色偏白的男子所特有的傷風現象，便問他是否怕吹風。他的回答如下：「只要風稍微大一點，我就眼淚直流、鼻子不通。我是個推銷員，經常要在外面奔波，身體老是病懨懨，真的很辛苦。顏面神經麻痺的那天，情況也是一樣，全身汗流浹背又吹了風，感覺就像感冒一樣。結果當晚吃飯時，就發現臉上不太對勁，第二天早上才確定是顏面神經麻痺。從那天起我到處求醫，試過針灸治療，也煎了好幾帖中藥吃，都沒有什麼起色。」

雖然他是男人，但因為膚色特別白、多汗、怕吹風，從這些體質來看，我判斷他應該是因為傷風所引起的顏面神經麻痺現象，因此開出「參蘇飲」的處方。參蘇飲這帖處方，一般都認為是用來治療感冒或咳嗽的，因此把這處方用在顏面神經麻痺的治療上，不管是誰都會覺得很訝異。然而，這名男患者自從服用參蘇飲後，流汗少了，疲勞一掃而空，顏面神經麻痺的現象也慢慢舒緩了下來。其實，一開始當我告訴病人不需要針灸治療時，他就露出狐疑的神色。一般所知，治療顏面神經麻痺的方法，就是使用針灸。這位病人發病之初也是一直接受針灸治療，因此當我說不需要針灸時，他才會覺得疑惑不安。

這位男患者之所以會引發顏面神經麻痺，是因為他膚色偏白，表示本身先天的體氣就不足，又加上辛苦奔波、經常汗流浹背，所以才抵擋不過冬天的寒風刺骨。如果我不知道對男人來說，膚色白皙是一種矛盾的話，只側重於顏面神經麻痺症狀，就無法達到正確的診斷與治療。對這名病患的診療上，膚色就成了至關緊要的著眼點，這也是形象醫學在臨床上的一個很好案例。

◉女人皮膚要細，男人皮膚要粗

女人原本多濕，皮膚自然柔細；男人多燥，一般來說皮膚較為粗糙。如果悖離此原則，就是一種矛盾：比如身為女人，皮膚不夠細緻或多斑點，這類女性多半會有不孕或流產的煩惱。然而，女性體質太濕也會招病上身。想要體質不至於過濕，就必須勤快到衣角翻飛的程度。因為女人來自大地的精氣，大地滋潤萬物而多濕，如果生活怠惰，便容易為濕氣所傷。相反的，男人原本以乾燥之氣為勝，沒必要特別為了排除身體的濕氣而努力。因此一般來說，男人都比女人要懶散。

◉女人耐寒，男人畏寒

女人耐寒又怕熱，男人畏寒又耐熱。從生理上來看，女人汗少，而男人汗多。夏季熱氣朝向大地發散，因此出汗散熱的男人會比女人耐熱。而女人一到夏天就要打傘遮陽，這可不是單純擺擺樣子，而是因為少汗體質的生理性原因，必須遮住熾熱的陽光才行。

「男子以氣為本，女子以血為本」，而血汗同源（汗出多了，血會變少），因此女人自古便以汗少為原則，如果女性流汗過多，就稱為「血汗」，被視為陰血外滲之意。陰血外滲皮膚就容易變得粗糙，或有便秘、子宮乾枯等現象，甚至造成不孕。

◉女人胸臀要發達，男人肩背要發達

女人飯吃多了，胸部會變大；而男人飯吃多了則是腹部變大，向前突出。這是因為男女體質上就有不同。如果悖離這種基本原則，例如女人小腹贅肉太多的話，就會引發不孕問題。從醫理來看，腹部周圍脂肪過多，會壓迫到子宮及其附屬器官，而引起循環障礙，造成卵巢與子宮無法正常發揮功能，當然就難以受孕。

#【第五章】……吃補也要看長相

每到春秋兩季，到中醫院煎補藥的人就會多了起來。這些人多數不是因為生病體虛而進補，而是為了能夠健康輕鬆地度過即將到來的酷暑嚴冬。有些人還會固定到某家中醫院煎補藥服用，每年時間一到，就像例行活動一樣到醫院報到。吃補，彷彿成了一種固定的生活習慣。

到中醫院煎補藥的幾乎都是主婦，她們主要的目的不是為了自己，而是為了丈夫和子女的健康。她們為子女著想的那份心意，真是讓人感動。所以俗話才會說：「只有慈心爹娘，沒有慈心兒女。」講的就是這麼一回事。

◉身體健康，還需要進補嗎？

「我是為了上小學五年級的女兒來抓補藥的，她是學校游泳校隊的選手，體力消耗較大。其實，她算是個身體很好的小孩，從來沒有生過什麼大病，也從來沒吃過什麼補藥。不過看看別人家的母親都會費心為孩子進補，不是燉個魚吃，就是煎什麼補藥，忙得很。所以這次我才下定決心，想過來抓一帖補藥給我女兒吃。」李太太這麼說。

天下父母心，自己的孩子當然會費心照顧。但最近媽媽們為了子女所做的一切似乎太過極端，看著看著還真的令人難以消受。孩子既沒有哪裡不舒服也沒有病痛，但做媽媽的卻像在彼此競爭一樣，老是想給孩子們吃補藥，這實在不是個好風氣。對孩子來說，只要能吃、能消化、能跑能跳，這就是最好的補藥了。

話說回來，我還是向不辭辛苦大老遠跑來的李太太問了下面的問題：「孩子什麼模樣？胖或瘦？」李太太說：「喔，她很高很瘦。一點都不挑食，什麼都吃，不過也沒見她長肉。皮膚算是很白的類型。」我再問：「平常有些什麼小毛病嗎？」

「她從小就很少生病，就算感冒也不會拖很久，一下就好了。」既然如此，我也沒什麼其他問題好問了。身為中醫師，我能說的只有一種話。「既然妳的孩子這麼健康，過得那麼好，又何必一定要她吃補藥呢？請常常做些她平常喜歡吃的食物，讓她快快樂樂地吃就好了。」「啊？」我的回答讓李太太完全出乎意料，她的表情一片茫然，似乎覺得我是個奇怪的醫生。

她上門來求藥，我卻不給她開藥，只是說些讓人摸不著頭緒的話。想到她大老遠跑來，我特別跟她解釋了有關補藥的各種利弊。通常一提到補藥，大家都認為這是趁著健康時先打好根柢，作用就像預防接種一樣。更有甚者，有些人還把西方的補藥（維他命藥丸一類的藥物）當成萬靈丹似的，以為吃了就百病不生。然而，這些都是不可取的想法。

不管是那種藥，只要是藥物，就限定了只有在我們身體出現不舒服的症狀時才能使用，即便是進補的藥也一樣。小病不斷、老是感冒，或是沒胃口、吃不下飯，或是上班上課打瞌睡，這些情形才需要進補。像李太太女兒這種既能吃又健康的孩子，實在沒必要讓他們吃補藥。一般人總認為體格高大、身體長肉的孩子才叫健康，事實上，這種孩子反而小毛病一堆，容易流汗，也常出現消化不良的現象。相反的，像李太太女兒這種類型的小孩，即使飯吃得多也不會發胖，瘦瘦的體質反而對疾病的抵抗力強，像石英一樣結實。成人也是同樣的道理。對於這種體質的孩子，與其讓她吃昂貴的補藥，不如養成她平時攝取均衡營養的飲食習慣，不要破壞平時的生活規律，這才是最有價值、最好的補藥。

◉一句有用的話也是補藥

中醫學的治療原則是以熱調寒、以涼散熱，還包括安神解鬱。這不僅僅是治療最基本的道理，同時也是追求的終極目標。補藥也必須從這個觀點來思考才行。當身體功能呈現異常時，透過進補來抑制（洩）亢奮部位，或加強（補）虛弱部位，從而維持健康身體。

機器用久了也會故障，這時就需要上點油修理。同樣的道理，人體也會因為各種先天或後天的因素變得衰弱，顯露出身體的弱點，出現不舒服的症狀。這時用藥，才是補藥。所以不管是什麼藥或是民間療法，只要適合患者體質，能舒緩患者不舒服的症狀，就是最適當的補藥。因此，對於

「補藥」的定義就要擴大解釋，也就是說，即便不是藥材形式的補藥，只要對人有用，即使一句話也能成為補藥。

曾經有位求診的家庭主婦經常感到疲倦、全身痠痛，雖然做過各種檢查，卻查不出具體原因。最後她找上我們這家中醫院，要求開帖補藥吃吃。根據她的自訴，只要一回到家就會覺得胸悶難受、全身乏力，只好經常躺在床上，什麼事都沒辦法做。在我看來，這位女病人的外形像男人，個性又十分敏感。所以我問她是否有工作？沒想到她未語淚先流。她說結婚前，她本來是個出色的補習班老師，但因為丈夫反對，無奈之下辭職，成為全職的家庭主婦。我在開藥之前，覺得有必要先讓她發現自己存在的價值。不管是誰，唯有處在適合自己能力的位置或狀態時，才能快樂、有意義地生活，也才不會生病。我向這位主婦詳細說明病因時，也建議她不妨做些能聽到別人喊她「老師」的事。沒多久我就忘了這件事情，後來這位主婦又來到我們中醫院。不同的是，這回她的氣色看起來好多了。

「怎麼回事？」我問她整個事情的始末。她告訴我，她目前在常去的教會裡擔任主日學校的老師。自從她開始專心外面的事情後，發現自己的能力再度受到肯定，心裡一高興，原本這裡那裡的病痛全都消失了。她開心笑著說，現在再也不會莫名疲倦了。由此可知，對這位太太來說，「最好有點事做」這一句話，就是補藥。

◉進補也要辨症

如上所述，廣義的「補藥」可以包羅萬象，但實際的「補藥」種類也非常多。隨著個人體質與狀態，適合的補藥成分也大不相同。十個人便有十種不同的補藥，一百個人也會有一百種各自相異的補藥。代表性的常用補藥，包括人參、鹿茸、十全大補湯等等，但處方還是必須因人而異。鹿茸雖好，未必每個人都可以吃。

為了方便區分，一般將補藥分為補氣藥、補血藥、補陰藥、補陽藥等四大類。其中補氣藥與補陽藥、補血藥與補陰藥可以視為同一組。補氣藥和補陽藥是在陽氣不足引起身體不適時所使用，主要症狀是臉色蒼白或眼神黯淡無光，不少肥胖者都有陽氣不足而引起體虛的症狀。應試生、中年發福的歐巴桑白天老是打瞌睡，時常感到全身無力，做任何事都沒什麼信心、膽小謹慎，體重雖然像吹氣球般增加，卻反而更沒精神。這些現象全是因為陽氣不足所引起，只要服用補氣藥或補陽藥，身體的不適症狀就會消失，不久就能回復健康。以人參為主的「四君子湯」是代表性的補氣藥或補陽藥。

補血藥或補陰藥是陰血不足時所服用，常用在臉色發黑、身材瘦削的人身上。陰血不足，身體就會消瘦，越到下午就越發疲倦，無法提起精神。然而一到夜裡，卻精神振奮到無法入睡，日日受折磨。晚間有充足的睡眠才能成功造血，如果無法確實完成造血作用，身體當然會感到疲乏。上了年紀的人彎腰駝背，也是因為陰血不足所引起。以熟地黃為主的「四物湯」是代表性的補血藥或補陰藥。

由此可見，補藥必須按照個人體質與症狀來服用，要先經過專家的正確診斷與治療。如果只靠自己一點淺薄的常識而草率用藥，原本對身體有益的補藥反而會變成毒藥。廣為人知的人參與鹿茸也是如此，如果不按照個人體質和症狀服用的話，會引起很大的副作用，大大地危害到健康。

形象醫學強調要按照長相來用藥，對皮膚白皙、體質容易肥胖的人來說，人參是十分有效的補藥。如果是膚色偏黑、身上沒什麼肉的人服用人參的話，反而不好，有時會喘不過氣來，有時還會引發頭痛，皮膚上可能出現紅色斑點。人參若和其他幾種中藥材混合，副作用還不會太強，若是單獨煎服，副作用會很強烈，使用必須更為謹慎。

鹿茸，一般對骨骼粗壯者十分有效。鹿茸原本就有讓孩子根骨結實的作用，成人使用則可以補精益氣、充盈骨髓。通常來說，骨骼粗壯的人都有過勞傾向，骨頭很容易受到損傷。因此必須用心維護骨頭健康，服用鹿茸就非常好。

相同的道理，再好的藥也必須搭配體質服用才行。隨便服用，可能導致不好的結果。對某個人有效的補藥，對別人是否也能發揮作用？或許結果會恰恰相反，而這就是中醫學的難處。

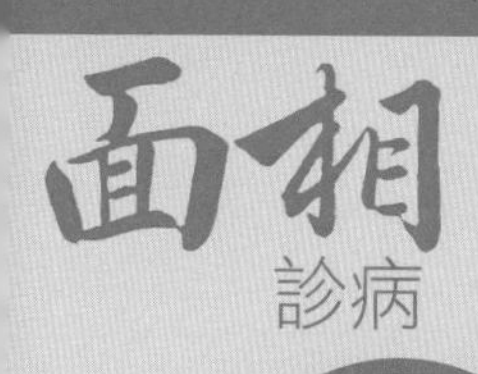

2 來自全身的健康信號

人會生病，就是因為構成人體根本的五臟（心、肝、脾、肺、腎）與六腑（膽、胃、大腸、小腸、膀胱、三焦）出現異常。
如此一來，身體各處就會亮起紅色警示燈。
特別是臉上的五官：眼睛、耳朵、鼻子、舌頭、嘴唇，
正好是標示五臟健康的重要部位。

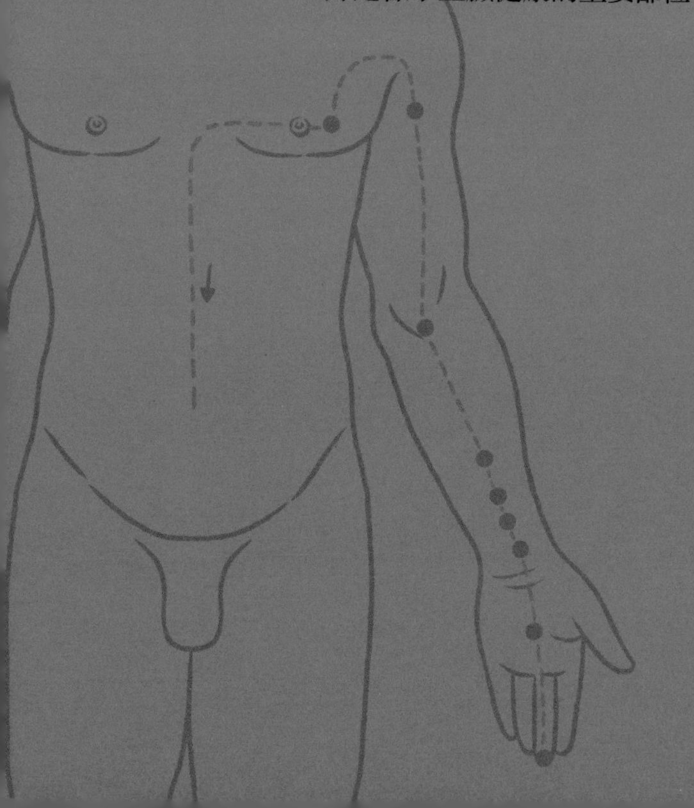

【第一章】……什麼長相，生什麼病

一早起來，李先生就開始煩惱。「到底要從哪家診所開始看起？先去眼科？還是先去耳鼻喉科？不，上個禮拜開始老是覺得心悸，心臟跳得好厲害，這種不舒服的感覺讓我很掛心，還是先從內科開始看吧。」今年四十好幾的李先生最近因為這樣那樣的煩心事，晚上失眠睡不著。金融危機以後，公司組織大幅調整，讓他忐忑不安；而前年租給別人的房子，房客說要退租，要求退還押金。假如手裡還有些閒錢，就算房子沒能馬上再租出去，也可以退還那一大筆押金。但偏偏連薪水都調降了三成，怎可能還有那樣的閒錢。在內外相煎的情況下，他這陣子還真是焦頭爛額。

不知道是不是因為太疲倦而導致火氣上升，李先生像是患了心臟病似的，心跳劇烈，胸口悶悶地十分不舒服。眼睛也因為充血，覺得痛而乾澀，眼淚直流。而且不管吃什麼，嘴裡只覺得發苦，幾乎到了什麼都吃不下的地步；喉嚨也像如刺鯁喉一般又痛又難過。最後，李先生終於決定向公司請了一天假，到醫院求診。然而，他的症狀實在太多了，到底要先看哪種診所哪一科，還讓他傷透了腦筋。最後，他決定到集內科、眼科、耳鼻喉科於一處的綜合診所看診。從一樓到四樓，每層樓這個診間跑跑，那個診間跑跑，他的手上同時抓著三大袋的藥包。

像李先生這樣的人大部分都會因為一次出現好幾種症狀，為了治療各部位的疼痛，而疲於奔波在不同的科別診間接受治療。但在中醫裡，一般不會將病症分門別類來看；而是將這些病痛視為體內五臟六腑顯現在外的症狀。比如說，李先生所顯現出來的心跳快、眼睛痛、口中有苦味、喉嚨不適等症狀，全部都是由一個原因所引起，也就是心火鬱積所產生的現象。

說得更詳細就是：以中醫學的觀點來看，負責精神功能的器官不是大腦，而是心臟。所以李先生的病是一種神經性疾病，是因為不安焦躁的狀態持續不斷，或是過度傷神，使心臟功能出現異常。心臟若無法執行既定的功能，就會導致與心臟相關的其他身體器官出現病痛。口中有苦味，就是因為舌頭與心臟之間存在著密切關係所致。口中有苦味是心臟裡累積過多火氣的最好證據；眼睛充血乾澀、淚水直流、眼睛痛，也是因為心火過盛所引起。因此，李先生不該只治療表面上的症狀，應該先將累積在心臟裡的火氣疏通才對。那麼，眼睛、喉嚨、口中有苦味等異常症狀就能恢復正常。

以汽車為例，應該更能清楚說明。汽車內部零件如果出現異常現象，該部位的紅色警示燈就會亮起，而這是為了預先通知駕駛，警告汽車內部出現了肉眼看不見的異常，以避免發生交通事故。我們的身體也是一樣。人會生病，就是因為構成人體根本的五臟（心、肝、脾、肺、腎）與六腑（膽、胃、大腸、小腸、膀胱、三焦）出現異常之故。如此一來，身體各處就會亮起紅色警示燈。李先生身上出現的眼睛、喉嚨及口中有苦味等異常症狀，就是亮起的紅色警示燈。特別是臉上的五官：眼睛、耳朵、鼻子、舌頭、嘴，正是標示五臟健康的重要部位。《皇帝內經》裡的

〈靈樞〉篇對於五臟與五官之間的關係有如下記載：

鼻者，肺之官也；目者，肝之官也；口脣者，脾之官也；舌者，心之官也；耳者，腎之官也。……故肺病者，喘息鼻張；肝病者，眥青；脾病者，脣黃；心病者，舌卷短，顴赤；腎病者，顴與顏黑。

因此觀察眼耳鼻舌口的狀況，便能得知患者的病痛。換句話說，長什麼樣子，得什麼病。中醫學裡還以圖形具體標出臉上五官與五臟六腑之間的關係，例如《東醫寶鑑》裡的「觀形察色圖」（比如左頰為肝、右頰為肺、天庭為心、地閣為腎、準頭為脾），以及明代醫家張介賓的「臟腑色見面部圖」。這些圖像對於體內臟器與臉上部位的關係，在見解上稍有不同。

不只是臉部，身體各部位與全身皮膚的顏色也反映出我們的身體健康狀態。比如說，肋下與腋下反映出肝膽狀態；腰部反映出腎臟狀態；體肉反映出脾胃狀態，筋肉反映出肝臟狀態等。在本書第二部的內容中，將會詳細說明這之間的關係。透過這些部位，我們可以觀察到身體所出現的各種症狀起因為何。以「長什麼樣子，生什麼病」的形象醫學觀點為基礎，本書中將體質按五行分類，隨著體質不同，經常會得什麼病以及該如何治療，都會在第二部中一一介紹，特別是透過直接治療的臨床案例來具體分析說明。

【第二章】……從長相看出五行體質

東洋思想的宇宙萬物論是以五行為基礎。此處的「五」指的是木、火、土、金、水五種事物，以及由此衍生而出的五種抽象現象；「行」的意思則是運行變化。因此，所謂五行便是指五種事物與現象之間彼此相生相剋、運行變化而言。

將如此的五行屬性與人體臟腑相連在一起，以相生相剋理論來理解並說明人體內的生理現象以及病理現象，就是中醫學裡的五行說。依五行說的理論，人類的體質大致也可歸納為五種。即按照木火土金水，區分為木體、火體、土體、金體、水體五種體質。體質不同，體內臟器的虛實也各異，並分別反映在長相、性格及病理現象上面。

以此五行體質為中心，我們試著來瞭解一下其基本特性與疾病之間的相互關係。其中的「土體」是一種固有體質，在此不另特別說明。因為土體乃是一切體質的根源，由此再分化出木體、火體、金體、水體四類。既然土體是其他所有體質的根本，就無法視為一個單獨類型來討論。

◉火體型的人

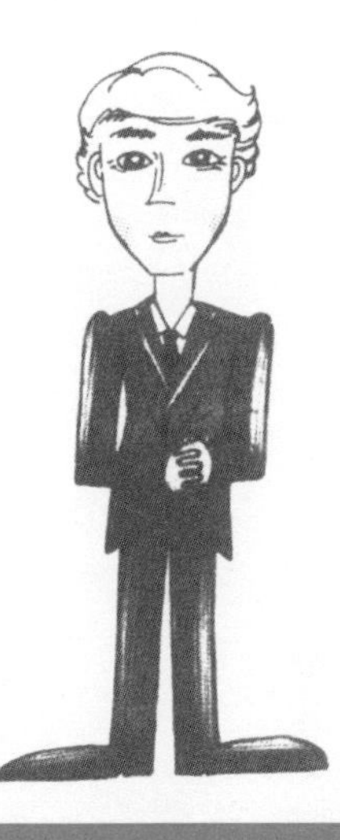

火體型	
外形特徵	嘴小、唇薄，眼睛圓，下巴削尖，臉色紅潤
性格特徵	性急如火，做事不會拖泥帶水，追求完美
相關臟器	心臟
易患病症	心悸、失眠、食欲不振、便秘、腰腿疼痛
有益食物	蓮子、小麥、雞蛋、苦菜、紅豆

火體型的人被稱為「火體」或「鳥類」，因為此一型人的長相特性與在天上飛的鳥類相似。首先從長相來看，嘴小唇薄、下巴削尖、眼睛非常圓且眼神靈動；胸部則像鳥胸一般胸骨稍微向前鼓起。此外，火體型的人之中，臉色紅潤者很多。

火體型的人，性格都會像火一樣急迫。不管做什麼事情，絕對不會拖泥帶水，一定非常迅速確實地解決。對於約定的時間或說好的事情，也像刀切蘿蔔一樣一刀兩斷，毫無差錯地嚴格遵守。禮貌也同樣非常周到。此外，火體型的人不是能靜下來的個性，總是要做點什麼才行。像這樣性急如火，卻又追求完美的個性，內心便常常感到不舒坦，胸口總是怦怦跳個不停。即便如此，卻還能時常保持微笑。

在五行的原理上，火體與體內的心臟有密切關係，一般會將積鬱成疾稱為心火病，還有「心火上升」這樣的說法，可以看出心與火之間的緊密關係。火體型的人之所以常笑，是因為心實之故，所以常會患上心悸一類的心臟疾病。

由於心裡不舒坦，常感到焦躁不安，因此會受神經性疾患所苦，導致失眠；也常因食欲不振，對食物不感興趣。還有便秘傾向，腰腿也常覺得疼痛。有時胸部、背部、肩頭之間會有疼痛感，腰部與背部伸展時也會覺得痛。火體型的人還有一項特徵，那就是肩膀一旦開始感到疼痛，就不太容易治癒。這是因為構成火體型根本的心臟，其內部有頑疾的緣故。

由以上可知，火體型的人因為和心臟息息相關，所以日常生活要特別注意安定心神、保養心臟。有益心臟功能的食物有蓮子、小麥、雞蛋、杏、苦菜、紅豆等，其中尤以蓮子具有鎮靜安神、補中益氣、養心益腎等多種功能。雞蛋也具有安神效果，特別是蛋白可消心底熱，每天生吃一顆雞蛋對火體型的身體有助益。

【治療實例1】

性急如火也是一種病嗎？

「您哪裡不舒服？」聽到我的詢問，朴先生整個臉都皺了起來。「不久前，右邊肋骨下方開始抽痛，最近連坐著也痛。上次吃飯時，突然背部抽痛到只能躺著動彈不得。不過抽痛的時候，如果用手壓著，就會覺得好一些。」朴先生說。

我首先觀察患者的長相。朴先生個子不高、嘴唇很薄、眼睛圓亮有神，還有尖尖的下巴，給人的印象顯然是個敏感且急躁的人。

「您似乎非常急躁，不管做什麼事情都非常徹底執行，絕對不想聽到別人的批評。當然，您自己也不喜歡批評別人，對嗎？」一聽到我這麼說，患者本人只是點頭，坐在旁邊的夫人卻大聲嚷嚷地回答了起來。「他還不只是個性急，只要一開個頭，就像火燒屁股似地非馬上做好不可。就算事情不是很緊急，但只要他下定決心，就一定貫徹到底。這個人就是這樣活了六十年。」

從長相和個性來看，朴先生的確屬於火體型的人。一般來說，火體型的人個性都非常急躁，行事小心謹慎、有始有終，因此會帶給自己很大的精神壓力。而且，他們不喜歡批評別人，也不喜歡聽到別人批評自己，所以很多時候都只能暗自在心裡氣急敗壞。

為了確實掌握患者的個性，我又接著問：「像您這樣的人，跟人約時間見面，一定會先過去等才覺得安心。一旦說好的事情，絕對會遵守到底。就算有好吃的東西，也絕對不會一個人吃掉，對不對？」「您怎麼知道得那麼清楚？我的個性就是那樣沒錯。」看著朴先生一臉驚訝，我的嘴角不禁露出笑意。

接著我為朴先生把脈，發現他的膀胱不太好。於是，我向患者問了幾個和膀胱有關的症狀，全都得到肯定的回答。為了確診，最後我又問了一個問題。「您的膀胱看起來不太好，小便時，有沒有覺得不舒服的地方？」「我算是多尿型的，夜晚上床睡覺後也一定會起來上廁所兩次以上。」

從各種症狀來看，朴先生的情形應該是心臟功能衰弱，造成全身力氣大幅喪失所引起。首先，屬於火體型的朴先生，先天體質上本來就很容易罹患心臟方面的疾病。加上個性急躁，做事追求完美，精神壓力當然大，因而導致心肺功能損傷。所謂的心肺，就如同汽車引擎一樣，如果心肺出了問題，全身氣力就會喪失，體氣無法順暢循環。如果體氣循環不順暢，就會鬱結在上焦（把人體分為三部分，上焦就是指胸部以上的部位），造成肋下、背部、胸口抽痛。朴先生的情形正是如此。從年齡上來看，我判斷是因為心臟虛弱所引發的現象，因此開出「天王補心丹」的處方，治療的效果甚佳。

【治療實例2】

高三應屆考生，常覺心窩痛，焦躁不安！

「妳現在是班長？」

「是的！」

「身體那麼不舒服，也一定要當班長嗎？」

「是的！」

「……。」

這是我跟一名十八歲的高三應屆女考生在診療中的對話。女孩的回答聽起來那麼理所當然、當仁不讓，最後我已無話可說。接著，旁邊的母親告訴我下面的事情。「她本來是個內心脆弱的孩子，竟然能夠當班長，真

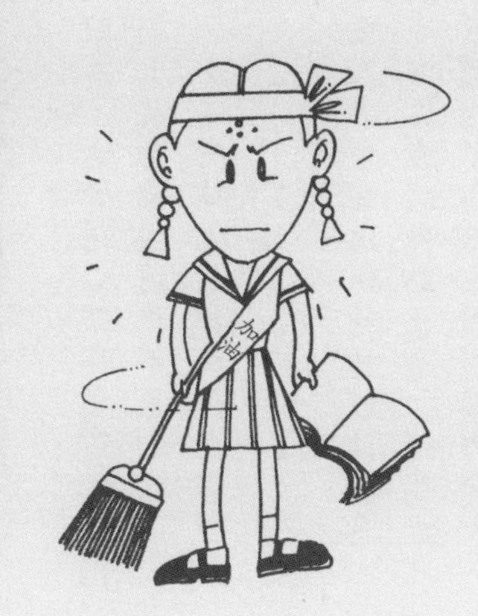

令人難以相信。不過班導說她做事精明能幹，稱讚她做得很好。只是，如果仔細觀察的話，就會發現她在別人面前雖然表現得活力充沛，但一回到家，可能是緊張感不見了，馬上變得不愛說話，也不好好吃飯，每天只聽到她喊這裡痛那裡痛的。」

於是我問女孩，究竟是哪裡痛，怎麼個痛法？女孩回答，老覺得心跳得厲害，悶悶地，經常會覺得焦躁不安。如果多用點腦筋的話，馬上就會出現消化不良的情況；也常覺得心窩痛、頭暈。「月經規律嗎？」我問她。「不規律！考試那個月甚至會來兩次。看起來，好像我的考試週期就等於我的月經週期似的。」

對於這名女學生的情況，以前看診的醫院似乎將之視為考生常出現的神經性疾患，告訴她只要好好度過今年，這些症狀就會不藥而癒。但從我的觀點來看，這些症狀並不是一時性的，應該是她本身就存在的問題，只不過到了高三，因為壓力變大，問題才更形嚴重。因此，這個情況必須接受治療才行。

觀察女學生的長相，相對於寬闊的額頭來說，下巴顯得又削又尖。雙眉之間冒出許多像青春痘的小腫粒。她的嘴小、唇薄，看起來一副精明能幹的樣子；胸口則像鳥胸骨一樣，微微向前鼓起。

在她的長相中，最引人注目的應該是寬闊的額頭，以及眉間冒出的一顆顆像青春痘的小腫粒。寬額表示這個女學生擁有與眾不同的夢想與野心，也意味著欲望多且妒忌心較重。因為欲望多、妒忌心又重，當事情不能如己所願時，心裡就會比別人更加不舒坦。一旦心裡不舒坦，眉間自然會冒出許多「違章建築」。人的眉間是內心顯現於外的氣象台，比如我們傷心氣惱的時候，臉部就會扭曲，而最先表現出來的就是皺眉頭。

我為她把脈之後發現，她的脈象十分鬱結，也就是說心氣非常不順。為了安定她的心情、理順她的心氣，我以「香砂平胃散」為處方來治療。不久之後，聽說這名女學生心跳劇烈的現象已經消失，身體狀況也逐漸好轉，正加緊用功讀書呢！不過，結尾還有段好玩的插曲。

「隔壁鄰居太太要我問問您，有沒有讓孩子成績變好的藥？」世上哪有這種藥，不過若是因為讀書壓力而造成身體不適的話，倒是隨時都可以治療的。

◉水體型的人

水體型	
外形特徵	膚色偏黑，嘴部發達且唇向前突出
性格特徵	冷漠、膽小
相關臟器	腎臟
易患病症	消化不良、便秘、疲倦、腰痛、後頸與肩胛痠痛、口臭、暈眩、失眠
有益食物	烤栗子、黑豆、山茱萸、水煮蚵肉

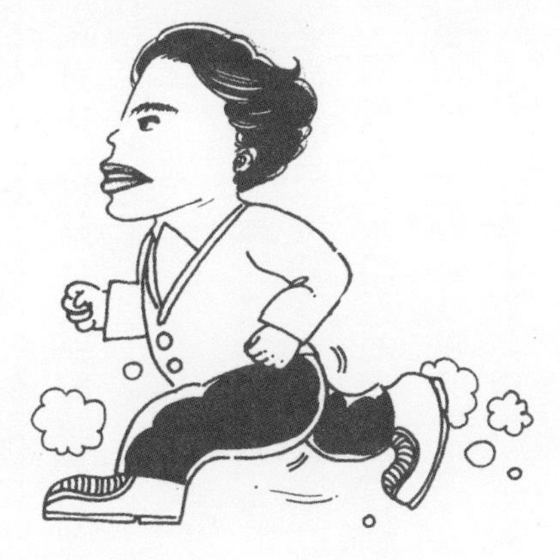

水體型的人被稱為「水體」或「魚類」，因為他們不管長相或性格都與魚類有諸多相似之處。大體上來說，水體型的人看起來，臉部膚色較黑，嘴部發達且唇向前突出。同時，走路的時候臀部常會稍微擺動，此為一大特徵。只要想想黑人走路的樣子就行了。

這類型的人常受人稱讚聰穎伶俐，行動看似很緩慢，其實卻靈活快捷；膽子小，常受到驚嚇。對於這些描述，只要聯想到魚兒的行動特徵，就能理解其意。觀察水族館的魚兒時，通常會發現牠們彷彿死了一樣好久都不動一下，但突然之間又快速轉身游走。同樣的，水體型的人看似行動遲緩，但當他們開始做起某事時，絕對是迅速確實，刻不容緩。此外，水體型的人的個性非常無情，十分冷漠。只要是不關自己的事情，多半會無情地轉身漠視。這點或許多少帶有負面意味，但也正因為這樣的性格，才能當機立斷，在事情的處理上受到他人肯定。

在五行的原理上，水與腎臟相連，因此水體型的人常會因為腎臟不夠強健而飽受各種相關疾病的折磨。小腹肥厚，消化不良，大便困難，時有便秘之苦。如果比平時多做了點事情，便會感到疲倦、腰痛。後頸與肩胛痠痛，不時會出現口臭情形，也為失眠所苦，常感到暈眩。

腎臟容易受傷的水體型，最好避免過多的性生活與過勞的工作。此外，流汗時，嚴禁用冷水沐浴或任憑汗流浹背而不予理會。腎臟一旦受損，疾病就會找上門來。想要溫暖腎臟、補充腎氣，煎服與腎臟樣子類似的五味子，效果最好；牛腰子也可補腎。隨時吃些烤栗子也不錯，黑豆加鹽煮熟吃也很好。不然，煎服山茱萸或吃水煮蚵肉也是可以補腎的方法。

【治療實例3】

總覺得身體很沉重，早上不想起床！

這個病例是個三十九歲的女性患者，兩年前恢復單身，目前獨居中。這位女患者抱怨最近突然汗量增多，身體變得沉重乏力，早上都不想起床。而且，常常腰痛，嘴裡也老起泡。「只要回到家裡，就覺得胸悶難受。有時心跳得好厲害。尤其是，也沒什麼麻煩事卻老感得焦躁不安。右邊膝蓋還可摸到一處硬塊，怎麼會這樣呢？」她問我。

我觀察了一下她的長相，相對於身體來說，她的頭顯然較大，骨架也很大，身體看起來很結實。還有從她嘴唇向前突出的樣子來看，應該是屬於水體型的體質。她的額頭與顴骨部位長了很多黑斑，眼睛閃亮有神。我幫她把脈後發現，她的脾臟功能不好，這表示體內氣血循環不順。這名體質屬於水體型的女患者，氣血循環不佳，加上臉上長了不少黑斑，應該是受寒濕所傷。尤其是她從去年冬天之後，症狀就加劇，幾乎可以毫無疑問地確定我的望診結果。

為了消除因寒濕所引起的不適症狀，我配合她的體質加味，開了「五積散」為處方，想不到很快就有了成效。她顴骨部位的黑斑慢慢淡化，其他症狀也大幅好轉。事實上，她的情況與大部分獨居女性常出現的症狀有許多相似點，所以也可以使用「柴胡抑肝湯」。但因為我著眼於她的長相屬於水體型，才改用「五積散」為處方，這也算是一個根據長相開立處方的病例。

◉木體型的人

木體型	
外形特徵	臉形稍長，眼尾上翹，身材修長，四肢長
性格特徵	敏感、神經質
相關臟器	肝臟
易患病症	風濕、腿疾
有益食物	決明子、薺菜子、覆盆子、山茱萸、沙參、木梨、小麥

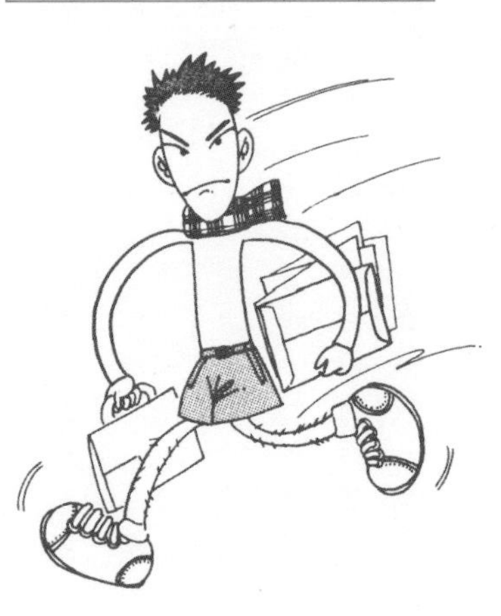

木體型的人被稱為「木體」或「走獸類」，與善跑的動物擁有相似的特徵。他們的臉形稍長、眼尾上翹，因為眼尾上翹，看起來多少有點神經質。身材如同西方人一般，相較於身體比例，手腳比較長，體毛也較多。整體看來，大都擁有修長的身材。

這類型的人正如所稱的走獸類一樣，擅長跑步一類的運動，也常被稱讚天性淳厚。此外，木體型的人也具有敏銳的嗅覺，但個性稍嫌急躁，愛發脾氣。正因為性情敏感尖銳，常覺得後面有什麼東西在追趕著，深覺惶恐不安。木體型的人又稱為肝木，容易罹患肝臟方面的疾病。肝臟主管肌肉，所以也常為肌肉方面的疾患所苦。再者，體毛多表示體內易累積濕熱，因此容易罹患風濕或腿疾。

所以，這類人平時要多服用決明子、薺菜子、覆盆子、山茱萸、沙參、木梨、小麥等來滋補肝氣。決明子在罹患肝臟疾病時，可用來降火氣、助肝氣，取嫩莖葉汆燙煮成山菜食用。木梨入肝，益筋血。薺菜子可治療肝氣阻塞，又有明目功效。

[治療實例4]

生殖器長濕疹，好痛苦！

在診療過各種不同的患者之後發現，因為患部位置或發病原因的敏感性，有些患者不願坦白說明，問診時總是含糊其辭。特別是當生殖器發生問題時，如果求診者是未婚女性，這種傾向更為嚴重。不久前，就讀於某大學醫學系的女大學生李小姐，在母親陪同下到我們醫院求診。她身高一六五公分，體重四十五公斤，鼻樑挺直、身材苗條、腰部纖細，身上沒什麼肉，一看就是典型的木體型人。

所謂木體型，就如字面意思一樣，像樹木一樣直直往上生長，呈阿拉伯數字1字形的苗條身材。這類人個性也如樹木屬性一般溫順、正直，絕對做不出不知廉恥的事情，同時也無法接受他人做出不知恥的行為。對應「木」的人體臟器是肝臟，因此木體型要多注意肝臟健康。即使同時出現多種症狀，也要先想到肝臟是否生變。

李小姐說她平常消化吸收情況不佳，有時身體很難伸展開來。她戴著近視眼睛，且出現痰飲❶的症狀。經過診療後發現，她的脈象乾澀，屬於澀脈。此種脈象是由於

❶指水液在體內輸運失常，停積於某些部位的病症。其中稠濁而形成病變者，稱為痰；質清稀而形成病變者，稱為飲。

精神壓力造成的體氣鬱積狀態，妨礙了各臟器之間的相互功能所形成的。在把脈時，我也留意到這名女學生的手汗很多，會出現手汗多的情況，可能是腸胃不好，或是太過緊張而對心臟造成負擔，或是把脈太過用力。腹診時發現疼痛部位在漏斗胸，也就是說，不是在胃部，而是在心窩處。這個部位的疼痛稱為心口作痛，是心情不舒坦時所引發的現象。我認為，病因是功課過重所造成的精神壓力。

「來這裡之前，先去看過了皮膚科，她的臀部長了濕疹。」一旁的母親不明白女兒為什麼渾身是病，就多說了一句。大概是懷疑中醫無法治療皮膚病，才會先看過皮膚科吧。其實，如果母女倆一開始就直接來這裡求診的話，皮膚病及其他症狀都能一起治療。我向患者詢問長濕疹的大概位置，她卻含糊地回答就在臀部近肛門處，不肯詳細告知。我覺得有必要更正確地診療，於是要求極度抗拒的李小姐讓我看看患部。正如我預料的，患部是在生殖器與肛門周圍，濕疹已經長到連成一大片了。或許是因為擦了幾天的西藥藥膏，濕疹乾涸了許多，但確定是由會陰處開始長起的。我判斷這是因為肝積濕熱所出現的症狀，又向李小姐問了一句：「是否覺得陰道很潮濕，白帶像鼻涕一樣軟軟黏黏地要掉不掉的？」李小姐驚訝地回答是。這時她才願意告訴我，下部又癢又濕，還會排出陰道分泌物。

這種症狀是起因於肝臟濕熱所造成的生殖器異常，也可以說是「長什麼樣子，生什麼病」的典型。一般來說，木體型的人容易罹患肝臟系統的疾病。肝經脈的位置正好連結下腹與生殖器，一旦壓力過大或過勞，導致肝臟產生濕熱的話，很容易就會反映在生殖器部位。不久前有位身材修長的木體型男性病患，也因為陰莖潰爛、長滿膿包的嚴重情況而來醫院接受治療，現在已經痊癒了。他的情況和李小姐的病例如出一轍。

一般來說，肝臟濕熱會造成口苦、小便不清爽、腰部抽痛等症狀，而李小姐也抱怨有同樣的症狀。因此，我以治療肝臟濕熱的「龍膽瀉肝湯」為處方，讓李小姐持續服用。幾天後，李小姐說症狀已經快速好轉，消化不良的情形也有了改善，陰道周圍的濕疹已好了大半。

大部分的人都會懷疑生殖器疾患、性病、皮膚病一類的病症，是否可以採用漢方治療。其實，只要能夠正確掌握患者的體質，對症下藥，漢方中藥的治療效果反而比西藥更加卓越。

【治療實例5】

每天都喊痛，只會發脾氣！

當我詢問病人哪裡不舒服時，一起跟著來的五歲小女兒馬上在旁邊說：「我媽她啊，每天都喊痛，只會發脾氣！」從患者的長相來看，她的皮膚黝黑、眼角朝上，一看就可判斷她的個性不是一般的火爆。「生完孩子以後，體重掉了十公斤。從此之後不知道為什麼，一點小事就會發脾氣。」患者自認為是因為體重減輕、健康狀態變差，才會讓她神經敏感、愛發脾氣。但我認為她天生就具有如此的性格特徵，才會出現以下這些症狀。

「一直都覺得心跳劇烈、胸悶難受，睡都睡不好。白天時，老是會乾咳個不停，到了晚上還會咳出黃綠色的濃痰。從去年秋天起，不只是氣喘，連過敏性鼻炎也染上了。」患者頻頻抱怨。

當我問她是否還有其他症狀時，這位太太回答：「手腳經常冰冷，臉色蒼白。不知道是不是因為這個原因，即使炎熱的夏天也不太流汗。腰部痠痛，下腹有種沉甸甸的感覺，還會痛。白帶很多，有時甚至到像水一樣嘩啦啦流出來的程度。」聽到這裡，所有症狀的起因已經不言可明了。

這名女患者也是手腳、頸部細長的木體型女性。這類型的人具有重感情、喜歡運動、嗅覺敏銳等優點，但也有個性急躁、敏感、尖銳等缺點。因此心事很多，老覺得有什麼在後面追趕似的，心理上總是存在著不安感。這就是病因。

「那也能成為病因嗎？」我毫不遲疑地回答：「那當然。」此患者還有女生男相的傾向，出現心跳劇烈、胸悶難過是自然之事，也才會因此為失眠所苦。再者，這類型的人很容易得到關節疾病，肩膀、腰部、膝蓋會出現痠痛現象，手腳麻木，經常感到疲倦。

這名女性患者最想治療的是氣喘和失眠。於是，我便以「加味二陳湯」作為處方來治療，結果連其他症狀也都有了成效。患者對此感到十分驚訝，我開玩笑地說那是「附帶紅利」，她聽了以後豪爽地開懷大笑，讓人不禁懷疑眼前這個人和先前求診時一臉鬱悶的病人是同一個人。

◉金體型的人

金體型	
外形特徵	頸短肩寬，臉形大而圓寬，膚色較白皙
性格特徵	容易憂鬱
相關臟器	肺臟
易患病症	呼吸系統疾病、皮膚病、肩膀痠痛、神經性疾病
有益食物	桔梗、五味子、乾橘皮、杏仁粥

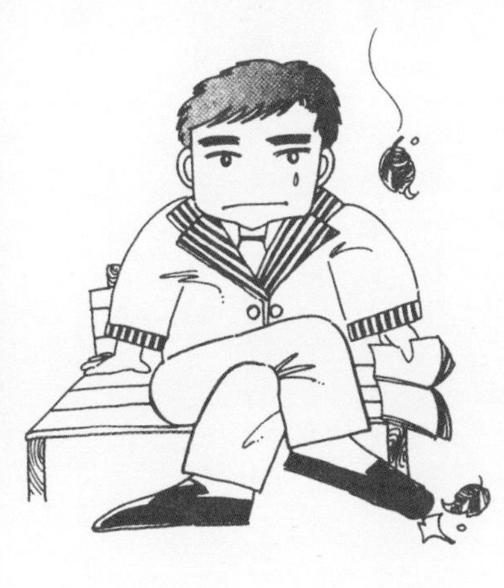

金體型的人也被稱為「甲類」，是形體類似烏龜的人。從長相來看，屬於頸短肩寬的類型。臉形大致較圓較寬，整體來看，膚色較白皙。這一類人在靈感與預感方面極為突出，想像力發達，因此常被周圍的人稱讚是點子王。在企畫或推動新工作上，能力超群。但性格上容易變得憂鬱，常常希望能一人獨處，也常會一個人躲起來哭。

被稱為「肺金」的金體型者，常會罹患與肺部相關的呼吸系統疾病。若是感冒，獨獨咳嗽特別厲害，嚴重一點的話，還會導致氣喘。因為肺掌管人體的皮膚，所以也常會得皮膚病，而且一旦得病，不會很快就好，這是金體型者的特徵。此外，肩膀也常會感覺痠痛。性格上容易陷入憂鬱，所以也容易患有神經性疾病。

金體型的人平素應該多吃桔梗，對於調理肺氣十分有效。尤其是肺部隱藏熱氣時，會造成呼吸不順暢，將桔梗磨粉或煎水服用都很有用。五味子煮茶或製成藥丸服用也很好。另外，橘皮曬乾磨粉或煎水服用，可使肺氣暢通。杏仁煮粥吃也很不錯。

【治療實例6】

胸口抽痛，喘不過氣

「大約從一年前起，胸口就開始抽痛。今年一月時，開始出現喘不過氣的情況。到綜合醫院接受肺功能和心電圖檢查，結果都沒有任何異常。可是仍舊覺得胸口抽痛，喘氣困難。」黃小姐三十八歲，身高一四五公分，體重卻有五十二公斤。雖然身材略微肥胖，但小腹並未突出。臉形是呈近方形的國字臉，臉龐很寬，鼻子有點向兩邊擴張，膚色算白皙。「妳的生產情況如何？」我問她。「有一個十八歲的孩子，人工流產過三次。」

本來金體型人的體質就必須多注意肺部疾病，也就是支氣管炎或氣喘方面的疾病。加上黃小姐膚色白皙，對於肺部健康更要多加留意。尤其是像黃小姐這種國字臉的人，體氣很容易鬱結，一生氣就會惹病上身。所謂氣，乃火之苗，胸口為氣之海，因此常常生氣的人會造成胸口抽痛、氣喘吁吁的症狀。中醫將此種症狀稱為「氣喘」。氣喘的特徵是呼吸困難，但沒有咳痰的聲音，常出現在神經過敏的婦人身上。

當氣喘症狀出現時，最好的治療方法不是吃藥。比起藥物，透過適合自己的運動或嗜好緩緩調理體氣，才是最有效的治療。但是，如果採用這種方法還是不見效果時，再考慮以香附子、紫蘇葉、甘草等藥材所組成的「正氣天香湯」或「加味四七湯」，根據體質加減作為處方的話，可見良效。對於黃小姐，我則是以「正氣天香湯」來治療，效果很好。

【治療實例7】

頭痛嚴重，口乾舌燥

鄭女士五十一歲，自己經營一家店鋪，也是雙薪家庭的賢妻良母。從年齡來看，還是活動力旺盛的時期，但她說自己的身體狀況就像個七老八十的老人一樣。「大概是四年前左右，我想走路去搭地鐵，邁開腳步時，膝蓋卻傳來一陣刺痛感。接著變得麻木沒感覺，從臀部到腿部都痛得厲害，無法走路。似乎也是從那時候開始，變得很健忘。一到晚上，身體痛到連根手指頭都動不了；平常時，如果事情多做一點就會渾身發疼。從去年起，還開始出現耳鳴。」

這名病患的脖子短、肩膀寬，臉又圓又大，是那種一刻都無法安靜下來的人，就像是工作狂一樣，即使沒事也要找事做。因此，她的身體自然會比其他人更容易出毛病。把脈後，從脈象來看，她時常會感覺到疲勞、關節不太好、視力也很模糊，屬於頭腦不清明的體質。

「有時頭痛得很厲害，痛起來，三四天都只能躺著動彈不得。」她說。當我問她是否會倏燒倏退、冒冷汗時，她都給了肯定的回答，還表示喉嚨裡經常有痰，也會咳嗽。「不覺得口很乾嗎？」我問她。「不只是口乾，生氣時，口會乾到說不出話來，所以我都會放杯水在旁邊，邊喝水邊說。有時也會喘不過氣，而且常會被嚇到，連聽到關門聲都會嚇一大跳。」

患者的症狀，可以判斷是虛勞症，但也屬於很嚴重的程度了。雖然人一上了年紀，身體各處一定會無可奈何地亮起紅燈，但對鄭女士而言，那種情況似乎太早來臨了。她要忙店裡的事，又要忙家裡的事、教養子女，蠟燭兩頭燒。加上她天生就是個靜不下來的人，虛勞症自然就會早早找上門來。如果過度使用機械，或讓某處已經故障的機械持續轉動的話，絕對會加快損壞的速度，人和機械都是一樣的道理。

從鄭女士身上看到了典型虛勞症的種種症狀，於是我便以「加味人參養榮湯」為處方治療。但因患者原本個性就好動，必須長期服用才有效。然而，治療還是有回報的，聽說鄭女士現在的身體情況已經回到與年齡相稱的健康程度，真是太好了。

【第三章】……從臉形看健康

人在說話的時候，不是只靠聲音，還有表情。臉上的表情包含了一個人的內心想法，甚至反映出從出生到目前為止所過的人生經歷。俗話說，年紀到了四十，就要為自己的長相負責，就是這個道理。此外，臉上還不僅包含個人的內心想法，還反映出人體內部五臟六腑的健康狀態。

由中醫學來看，臉部是人體的一個縮影，對應著構成人體的根本——五臟六腑。韓國著名醫典《東醫寶鑑》對此也有特別強調：

> 觀天中、天庭、司空、印堂、額角、方廣之色，可斷病候，此乃生命之源，醫者時不察。

此處的天中、天庭、司空，是指額頭的三個部位：天中是上額部，從鼻直上至髮際之處，範圍是髮際往下約一公分；天庭即額頭正中央，位於天中下面約一公分寬；司空是額頭正下方部位，就在天庭下方二公分處。印堂位於兩道眉毛中間，額角是指司空的左右部位，方廣（太陽穴位置）則指額頭兩側邊角。正因為臉部為生命根源所在，所以本書特別強調在對患者進行診療時，一定要觀察其臉部。

再者，臉部也是人體內氣血循環的通道，是經脈匯集後又分散而出之處，所以與四肢末端等身體各角落無不相連。因此身體內若有某處得病，就一定會顯現在臉上。此外，經脈中的所有陽經脈皆上通腦部，所以與身體其他部位相比，臉部特別耐寒，出汗也最多。因此，臉部可以說是觀察全身健康狀態的信號燈。以臉部來診斷健康的方法不一，比如可以分別觀察眼睛、鼻子、耳朵、嘴巴等五官的樣子和顏色，或是按照整體臉色來診斷疾病。在本章中，則專以臉形為觀察重點，至於臉色這方面將會在〈從膚色看健康〉一章中一併說明。臉部五官也將自成一章，詳細介紹。

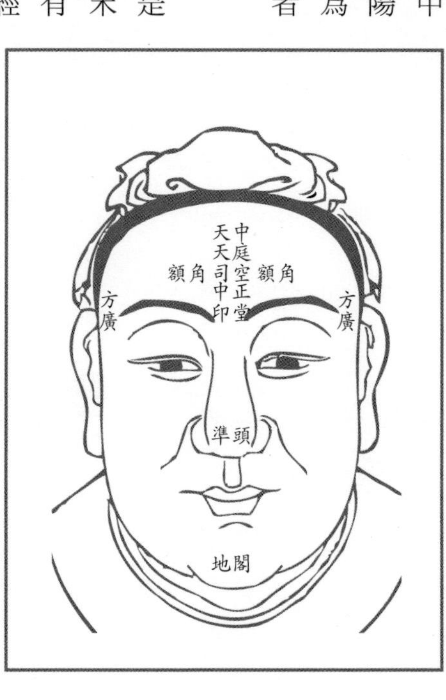

臉形長得是圓、是方，或是三角形，就會擁有不同個性，可能罹患的疾病種類也有差別，也就是說「長什麼樣子，生什麼病」。本章將以我們周圍常見的代表性臉形為主，一一區別說明。

◉方形臉的人

方形臉	
性格特徵	勤勞努力，閒不下來
易患病症	胸口脹痛、浮腫、子宮長瘤（女性）、氣喘、甲狀腺疾病、痔瘡、失眠
有益食物	人參、生薑、黃耆、陳皮、蘿蔔（籽）、蔥白、牛肉

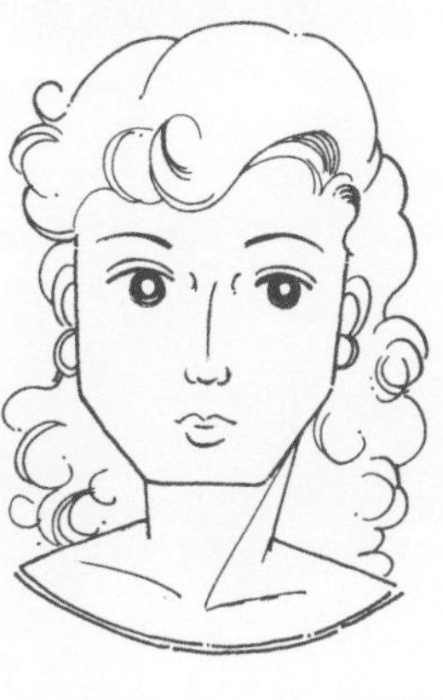

有些人的臉形是四方形，有稜有角，此稱為「氣科」。氣科型的人，一言以蔽之，就是又勤勞又努力。所謂的「氣」，其特性是不會靜靜停留在一處，而是不停循環。因此，體質上氣多的氣科型也總是勤快地不停工作。此外，也唯有勤勞努力，才能消耗過多的體氣，促進循環，氣科型的人身心才會感覺舒適。

氣科型的人很容易因為氣實（功能異常亢奮）或氣虛（異常疲倦虛弱）而導致氣病。而比起男人，女人身上更容易出現氣病。因為男子屬陽，氣再多也很容易分散掉。相反的，女子屬陰，氣多了就時有阻塞出現。所謂氣病，是因體氣循環不佳所引起。首先，一旦體氣鬱積（指因病造成體氣積聚，無法疏通），胸口就會脹痛，腹部與肋下、腰部也會感到疼痛。有時也會莫名其妙昏厥，或喉嚨裡有很多痰，還會全身浮腫。如果是女性的話，一旦體氣鬱積，子宮常常會長瘤。

肺部是保存體氣之處，氣若不足，可能會得氣喘，呼吸困難，失去活力。除此之外，大小便也不清爽，還可能得到甲狀腺疾病、痔瘡、失眠等。常見的補氣食品，包括人參、生薑、黃耆、陳皮、蘿蔔、蔥白（連著根部的蔥白色部分）、牛肉等。尤其是蘿蔔，同時含有辛辣味與甘甜味，具有舒緩體氣、快速流通的特性。蘿蔔籽炒過後煎服或磨粉服用都很好。

【治療實例8】

一年十二個月，感冒不間斷

李小姐是從事縫紉工作的職業婦女，從長相來看，也是必須擁有職業的人。這種人只要一閒下來或沒有工作的時候，疾病就會自動上門。「一年十二個月感冒不斷，就算接種流感疫苗也沒什麼用。」她說。於是，我接著詢問她具體的感冒症狀。「頭痛、胸悶，還有手腳發麻，幾乎已到每天都需要按摩的程度。我從事的是裁縫業，我想是不是因為這樣才會讓我的右手痛到沒辦法提東西。不，不是痛，應該說是發麻才對，反正不知道該怎麼形容才好。」

這些症狀絕對不是因為感冒引起的，病因應該是在其他地方。「妳是不是有神經性胃炎？」我問她。「是的。因為胃炎關係，已經上醫院看病好幾年了。空腹時常會覺得胃酸，肚子老是脹氣，感覺就像吃太飽一樣。」「會不會覺得做什麼事都很煩。」我再問她。「哎啊，沒錯，就是這樣。還不只是很煩而已，一到早上，眼睛根本不想睜開；

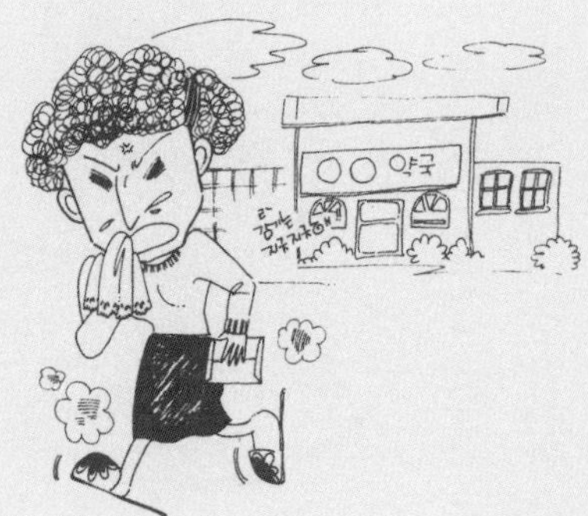

而且，一躺下來就不想起來，連動都懶得動。」

這名患者的臉形確實屬於氣科型，體內的氣無法消散，積聚在一起，才會持續頭痛，感冒一直醫不好，甚至神經性胃炎也是起因於此。長相屬於氣科的人心地善良，但個性固執，且不懂撒嬌，心事很多。雖然也有明朗活潑的一面，但心性非常敏感，遇到悲傷的場面，會比別人哭得更厲害。再者，這類型的人常會覺得胸口很悶。如果是屬於陽性的男人，由於體氣比較容易消散，很少會得到氣病。相反的，若是屬於陰性的女人，體氣容易鬱結在體內，得到氣病的機率就大增了。此時，唯有疏通體氣，病才能治癒。疏通體氣的方法，可以使用漢方「香蘇散」，或香附子、紫蘇葉一類的藥材。如果有痰飲情形，就在「二陳湯」裡使用蒼朮、白朮組成的二陳湯加減方。有火氣時，則使用「黃連解毒湯」來消火。

這名女病患由於腹部有脹氣，沒吃什麼東西就感到很飽，因此使用「平胃散」即可。一般說到平胃散，只知道這是調節脾胃的藥，用在氣實的女性身上，或許有人會感到莫名其妙。不過，若能配合體質使用「平胃散」的話，對氣實的女性而言，效果會十分顯著。就在我用「加味平胃散」為處方治療這位女患者之後，各種困擾她多年的不適症狀都有了很好的改善。

[治療實例9]

痔瘡造成流血不止!

「我的痔瘡很嚴重，流血量很多。可能是這樣，才會老是覺得疲倦、頭暈。只要吃過飯，就會犯睏想睡覺，動都不想動。消化功能也變得很差。」住在城南的李小姐抱怨痔瘡的症狀。她的臉形為方形，臉很寬，而且油光滿面。方形臉的氣科人在人類的基本情感上非常敏感，常會出現神經質所引起的症狀。此外，像李小姐這種寬臉的人，通常腸胃功能都不好。腸胃不好，就無法正常消化食物，當然就會產生食睏症。據李小姐說，她的脈搏跳得快又有力，大便時肚子很痛，又老覺得大不乾淨；經血量也很多。

李小姐的情況屬於脾臟的功能失調，因為體內大量累積濕氣，才會長痔瘡。體內濕氣多，就會消化不良，身體變得沉重，陽氣無法上升，就變成痔瘡顯現在外。為了除濕及提升陽氣，我在「補中益氣湯」裡加入清血藥材以及能去除肛門周邊與直腸瘀血的藥材來治療。藥效十分顯著，李小姐只服用了一劑，就聽說痔瘡出血止住了，其他症狀也大幅好轉。

不過，我還是提醒她，必須持續治療才能痊癒，不能因為暫時止血就感到安心。但是，李小姐卻拿諸多藉口而中斷治療。結果兩個月後，她又開始出血不止了。不僅如此，有次她還昏倒在路上，送醫後才發現貧血嚴重，已到必須輸血的程度。李小姐雖然也去了住處附近的中醫院求診，但都不見起色，於是又回頭來找我。

李小姐的貧血是因為出血過多引起的，因此我針對痔瘡的病症，先開了以補血、養血、生血、益陽為主的「全生活血湯」來治療。或許因為暈眩、無力的症狀馬上獲得改善的驚人療效，李小姐這次總算持續在本醫院接受治療，結果她的痔瘡、出血，甚至連貧血都痊癒了。

痔瘡讓人飽受其苦，又難以啟齒。此外，一般人會認為痔瘡嚴重，只要接受手術切除就沒事了。然而，如果不能針對病因治療，痔瘡還會再次復發，也可能會因為手術後遺症而飽受折磨。痔瘡生成的原因大致如下：在身體疲倦的狀態下，白飯吃得太多，對肝臟造成負擔，肛門附近的肌肉就會失去彈性，從而發生痔瘡現象。或者因為過量飲食，脾臟無法完全消化食物，造成大腸食積（食物無法消化所產生的積滯），也會產生痔瘡。另外，暴飲暴食後馬上從事性行為，在精氣大量耗損的情況下，也會產生痔瘡。

◉圓形臉的人

圓形臉	
性格特徵	個性開朗，脾氣很好，喜靜不喜動
易患病症	風濕關節炎、腰背疼痛、糖尿病
有益食物	枸杞、山茱萸、覆盆子、芝麻、韭菜籽

臉部沒有稜角的圓臉形者稱為「精科」，精科型的人大都長得圓潤多肉、氣色明朗，很少有深思或煩惱的時候，更別說陷入失意情緒中。這類型的人個性都很開朗，脾氣也很好。此外，他們討厭活動，喜歡躺著。

精科型的人身體很容易變得臃腫，這是因為體質原本就濕氣較重的緣故。同時，也很容易得到風濕關節炎，腰、背常會感覺疼痛。尤其是容易「泄漏」，可能也會飽受糖尿病之苦。這裡所謂的容易泄漏，是指營養流出體外的意思。因此，要時時注意不要患上糖尿病。

補充精氣的常見食物，包括枸杞、山茱萸、覆盆子、芝麻、韭菜籽等。枸杞對於補充精力是非常好的食品，可製成藥丸服用或泡酒飲用。

【治療實例10】

老是打飽嗝，腿部無力

五十七歲的張女士屬於圓形臉的患者，個子稍矮，身材很圓潤，給人的印象是個性情柔和的婦人。「我不明白為什麼會覺得好疲倦，本來我就喜歡躺著不動，但最近卻更奇怪了，身體變得很沉重，根本無法從床上爬起來。不知道是不是消化不良，老是打飽嗝。還有，腳和膝蓋也老是發疼，到了傍晚，還得熱敷才行。」像張女士這樣圓臉又身材圓潤的人，大多數在飲食習慣上都有問題。

「您不挑食，什麼都吃吧？」我問她。「當然。在身體不舒服前，我什麼東西都吃得津津有味。就算吃到鐵棘藜的刺，也不會卡在喉嚨裡，吞吞口水就嚥下去了。不過，最近卻變得毫無食欲，吃東西也沒辦法消化。」於是我再問她，是否晚上吃得很多，而且很喜歡吃？「比起早餐，晚餐算是吃很多了。一大早就要為家人張羅早餐，忙到好好吃個飯的時間都沒有。晚餐時，趁著孩子們都回來了，我會為他們準備一桌好吃的菜色。所以常常會吃太多。」張女士還說，她沒有特別愛吃的東西，但非常喜歡吃冷麵，而且總是拿放在冰箱裡的冰水來喝。因為她老是覺得身體發熱，所以從來不喝熱水。

從形象醫學的觀點來看，張女士屬於典型的陽明形。陽明形的人體質上胃熱多，忍受不了飢餓，很容易因為吃太多而讓脾胃受損。張女士的情況，主要是因為晚餐吃太多，常有過食情形，而傷害到脾胃。脾胃一旦受損，自然會出現消化不良的症狀，就會常打飽嗝。尤其是五臟六腑中，脾胃主管手腳（四肢），所以膝蓋、腿部疼痛也是因為脾胃受損才出現的症狀。因此，為了修補受損的脾胃功能，必須滋補陰血，我在「六君子湯」中加入黃耆、酸棗仁為處方治療，效果十分顯著。

◉三角形臉的人

三角形臉	
性格特徵	敏感，神經質，吹毛求疵
易患病症	精神性疾病、腰腿疼痛、健忘
有益食物	人參、蓮子

倒三角形臉也稱為天垂形，是屬於神科型的人；而正三角形臉則又稱為地積形。天垂形的人一般頭腦很好，十分敏銳，但由於性格過於敏感，很容易因七情（喜、怒、憂、思、悲、恐、驚）而傷神致病。所以，神科的人容易受到精神性疾病的折磨。腰腿時常感到疼痛，也會因心跳劇烈而難受，且有健忘的傾向。

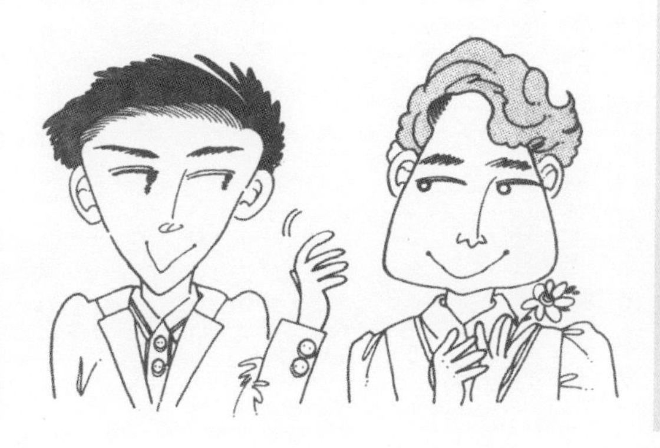

至於地積形（正三角形臉）的人，天生就帶有女性氣質，如果是地積形的男性，個性會非常謹慎仔細到周圍的人都說他像個女人的程度。也可以說，這種過於吹毛求疵的個性是一種天性。

臉形為三角形的人，個性敏感、尖銳，這正是引發疾病的根源，因此最好多吃能安定心神、放鬆心情的食物。代表性的有人參和蓮子：人參具有安神、暢通心氣、提高記憶力的效果；蓮子可保養精神，長期食用可使心情愉悅，減少發怒情形。蓮子煮粥食用也很好。

[治療實例11]

沒事卻感到不安，對小事也很敏感

有個精神科醫生發表了一篇小品文，他在文中寫道：「只要有一個能傾聽自己說話的朋友，人就絕對不會發瘋。」有越來越多的人找不到適當的說話對象，就只好付錢說給精神科醫師聽，或許正因為如此，自殺率越高的國家，精神科醫生也越賺錢。有時，我也會進行精神科諮詢，唯一的差別是，不必另外支付諮詢費用。

五十三歲的金先生，當我詢問他哪裡不舒服時，他開口閉口都是宿命論。光說這些大概就花了三十分鐘的時間，以下我只挑選跟治療有關的內容來說明。

「現在想想，都是我的命吧。十一歲的時候，因為夾痰的關係，我還動過手術，醫生都說我死定了，但我還是奇蹟般活了下來。不過，鄉下地方哪有什麼錢，怎麼可能接受完整的治療，最後也沒有完全治療好就出院了。生病之後，就交不到什麼朋友了。」我問他在那之後是否曾經再度發作，金先生回答說，三十歲時在短暫的礦工工作期間，曾得了肺結核。吃了八個月的藥之後，療養了一段時間，肺結核痊癒了，但至今還是咳嗽痰多，有時還會咳出血絲。

「心跳很快，胸口悶得沒辦法睡覺。到醫院檢查，結果是沒有發現任何異常，反而問我為何無病說有病，連我的同事也似乎因此疏遠我……。真不知道該怎麼活下去才好……」這名患者雖然擔心自己的健康，卻更在意自己不能適應社會生活。就算和同事相處氣氛不錯，他也會突然感到不安，變得很敏感，不管再重要的聚會也會找藉口逃避。

我仔細看金先生的長相，他的法令紋很深、雙頰無肉、下巴很尖，額頭上也有很多抬頭紋。這種人本來就不安閒，屬於非常敏感的類型，個性也十分急躁，常會無來由地感到心情不好，這是此一類人的特徵。像金先生這樣心跳劇烈、胸口煩悶、明明沒事卻感到不安的症狀，中醫學上稱為「心躁症」。此時只要服用「香砂平胃散」即可。

身體有了氣力，才會對一切事情產生自信心。而氣力的產生，最重要的便是健康。金先生的身體算是回復到某種程度的健康狀態，隨著身體好轉，也逐漸適應了社會生活。

【治療實例12】

腰腿疼痛，常常拉肚子

沈先生平常腰就不好，膝蓋也常覺痠痛，關節感覺很不靈活。他工作時必須單腳站立，也要經常肩負沉重的鐵板，每天都感到很疲倦。前不久，他還從薦椎兩側抽取骨髓捐贈。「我是說或許，我擔心或許……我捐贈骨髓是做錯了，所以才會懷著擔憂的心情來到這裡求診。手術前我從來不會那樣，但手術後只要吃東西，下腹部就會痛，還常常拉肚子，而且心窩覺得又悶又不舒服。」

「您的體質原本就屬於腰腿不好的類型，所以是否覺得喉嚨有痰或陰囊很濕呢？」我問憂心忡忡的沈先生。「就是！因為痰的關係，早上常常會覺得喉嚨沙啞。先不說這個，您怎麼知道我的陰囊很濕呢？」沈先生是倒三角形臉的天垂形，鼻孔明顯外露。天垂形的人屬於肩膀寬闊、腰腿較無力的體質，所以沈先生才會出現腰腿不舒服的症狀。此外，鼻孔外露的人大部分膀胱都不好，小便常出現異常現象。因此，以沈先生天生體質來看，下半身容易出毛病，所以陰囊不太爽利，並從而導致上面的腸胃也無法順暢運作，才會出現腹痛情況。

「您似乎是不太會發胖的體質，那麼是否汗流得很多呢？」我再次求證。「沒錯。手汗多到不敢和別人握手，只要稍微動一動，全身就會汗流浹背，像浸在水裡一樣。還有，小便次數也很多，大便很稀，好像全身快脫水的感覺。」不長肉的瘦子，通常應該不太流汗才對，但沈先生卻很會流汗。這是不好的症狀，表示體液從全身滲透而出，關節自然不會好。他從事的工作不輕鬆，汗自然也流很多，再說他最近還捐贈了骨髓，當然會感到筋疲力竭，體氣盡出。

對於沈先生的情況，最要緊的是要消除不舒服的症狀，因此我以「加味補身湯」為處方治療。我到現在還記得，一聽到我說要開補身湯，沈先生一副啞然失色的樣子，大概他以為是指伏日吃的那種補身湯吧！後來回診時，他的臉色就紅潤多了。

◉長形臉的人

長形臉	
性格特徵	謹慎、細心、自信
易患病症	血虛性的頭痛、月經失調、產後病、健忘
有益食物	當歸、韭菜汁

這是指臉形越往下越稍寬，整體看來像雞蛋一樣的長形臉。這種臉形稱為「血科」。就如氣科的人常得氣病一般，屬於血科的人也很容易得到血病。常會因血虛而飽受頭痛的折磨，也很容易出現月經失調的現象，甚至因為瘀血而疾病上身。因此，血科的女性產後坐月子時，一定要特別注意疏通瘀血。不然會因為產後病而相當難受。

氣病主要是白天嚴重，等到夕陽西下以後，症狀會逐漸減輕。相反的，血病則是到了晚上會更嚴重，白天反而減緩下來。所以，血科的人大部分到了晚上症狀會變得嚴重。可活血、除瘀血的食品以當歸和韭菜汁為代表：當歸可補血活血，而韭菜汁則能散除凝滯在胸部中的瘀血。

【治療實例13】

一直不停消瘦，有增肥藥嗎？

二十七歲的尹女士，已婚，身高一六一公分，體重四十三公斤，身體十分瘦弱，為了身體不停消瘦而煩惱，找上了我們這家中醫院。

「生孩子至今多久了？」我開口問她。「大約有一年一個月了。」她說手腳很會流汗，白天身體已流了很多汗，到了晚上睡覺時還是照常出汗。汗多，是體液外漏的現象，體液如此向體外大量流失，而不能進入骨髓中，身體自然不會長肉，才會一直消瘦下去。此外，手腳冰冷，各種病痛就會上身。「醫師，前不久我因為膽結石飽受折磨，後來就從下面把膽結石弄出來了。」她補充說明。「沒有動手術嗎？」我問她。「沒有。」尹女士在體質上屬於容易長出膽結石的人。膽結石生成原因很多，身材瘦削的人通常比較容易有膽結石。尤其是很瘦很瘦且腰長、臉長的人，一般肝膽常會出現異常，因此而飽受膽結石的折磨。

診脈的結果，病因就在脾臟上。脾臟弱，脾臟功能不佳，就會有消化不良、容易疲倦、後頸和肩胛部位的筋肉緊繃等現象。還有，背、腰若覺得不舒服時，頭腦也會不清醒。當我詢問是否有以上那些症狀時，尹女士回答，平時她很容易疲倦，肩膀和後頸筋肉緊繃，必須常按摩才行。

尹女士的情況，如果想要增胖，首先必須加強脾臟的功能，將吃下去的食物充分消化吸收，全面補充體內的營養素，才有可能慢慢胖起來。就像肥胖的人想要減肥一樣，想增肥也必須循序漸進才行。羅馬不是一日造成的，想增肥的瘦子也無法一下子就變成河馬。不管再好的藥，都無法做到這一點。因此，最好先使用能加強基礎體力的藥，讓手腳溫暖起來，促進消化吸收，使體重以一次二至三公斤的速度增加。特別是尹女士才生完孩子沒多久，因此為了配合她的體質，我採用了「加味十全大補湯」為處方治療。

【第四章】從五官看健康──眼睛

我還記得小時候，只要說看不清楚黑板上的字或晚上眼前黑黑的，母親一定會急急忙忙地上市場買牛肝或豬肝，不然就是買魚肝油（從鱈魚或明太魚的肝臟抽取出的油）給我吃。聽到別人說，決明子茶有明目功效，母親每天都很勤快地煮給我喝。後來才知道，不管是牛肝、豬肝、魚肝油，或是決明子茶，與其說是明目食品，但其實是用來提升五臟六腑中的肝臟功能。那麼，當視力變差的時候，是否需要吃些能提高肝功能的食品呢？

在中醫學的觀點中，將眼睛視為「反應肝臟狀態之窗」。眼睛與肝臟之間有著密不可分的關係，因此肝臟的健康狀況，可以從眼睛裡看出來。例如，黃疸現象通常出現在肝功能不佳時，此時眼白部分會變得很黃。肝臟出現異常症狀，從眼睛就能觀察得出來。

肝功能一降低，視力就會變差。最近連幼稚園的小朋友都戴上了眼鏡，近視情形這麼嚴重，但大家好像都習以為常的樣子。身為中醫師的我看來，這卻是很嚴重的問題。中醫學認為，人到了五十歲左右，肝功能就會開始變差，膽汁分泌減少，視力才會變壞。然而，離五十歲還很遙遠的小朋友卻已經戴上眼鏡了，這絕對不是個好現象。說得誇張一點，這代表實際年齡雖然小，但肝臟年齡卻已經超過中年，開始進入老年期了。

肝功能變差，眼前便會出現花花的線條。如果不是用眼過度，但眼白部分卻出現如同血絲的充血現象，那就是肝臟方面的毛病：累積的壓力過大，讓肝臟內部的血液發熱，而使眼睛變得紅腫。

不只是肝臟，眼睛和體內的五臟六腑都有關係。因為眼睛是由五臟六腑的精氣匯聚而成，所以眼疾看起來似乎很容易治療，但真的要對症治癒的話，卻會發現困難重重。想要掌握眼疾的病因，不像說起來那麼容易。如果不能對症治療，即使看起來似乎好轉了，但不久之後又會再度發作。

首先我們要瞭解，眼白部分與五臟中的肺臟有關；而黑色的眼珠部分，則與肝臟有關；位於眼珠中心的瞳仁部分，則和腎臟有關；兩眼外側尾端和眼角部位的紅色血絲，與心臟有關；眼皮和脾臟（消化系統）有關。因此，唯有五臟功能全都順暢運作時，眼睛也才會健康。

健康的眼睛，眼白和眼珠都是透明的，清澈又光彩亮麗。同時，眼皮必須帶著金黃色，顏色潤澤才行。至於眼睛的大小，則是小眼睛比大眼睛好。現在讓我們來看看，隨著眼形不同，究竟容易染上哪種疾病，又該注意什麼。

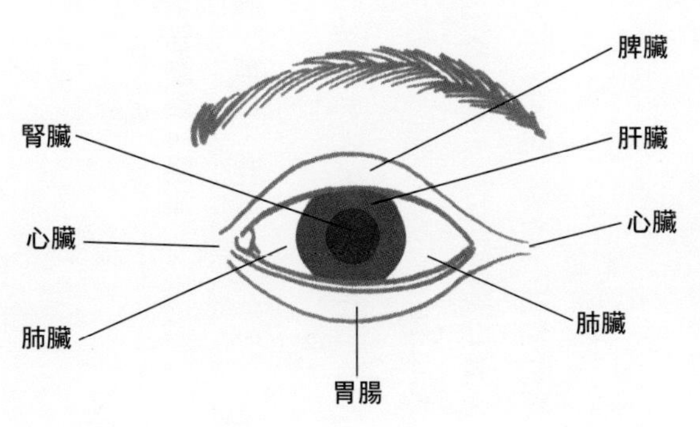

◉大眼睛的人

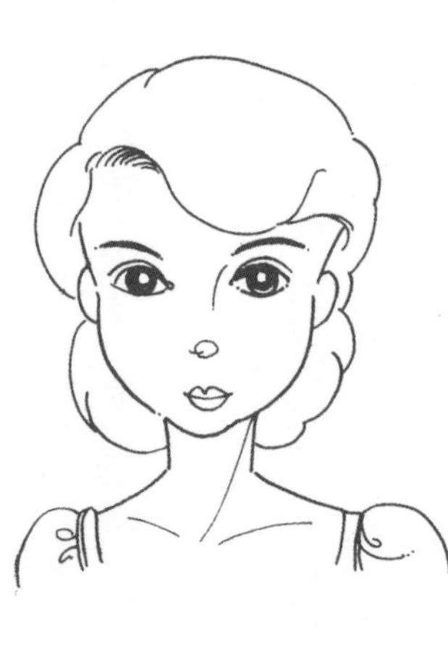

體質特徵	肝膽功能不佳
易患病症	扁桃腺腫大、指甲易斷裂、頭痛
有益食物	沙參、木果、小麥、蔥白、韭菜

一般都認為，眼睛大的人膽子很小，這在中醫學裡是有根據可循的。眼睛大的人通常肝膽比較不好。肝膽不佳的話，膽子就會變小，很容易受驚嚇，老覺得後面有人在追趕自己，時時感到不安。因為膽子小，就不喜歡一個人獨處，晚上睡覺的時候，一定要開著燈睡才行。

因為肝膽功能不佳，大眼睛的人喉嚨裡常會有痰，扁桃腺也常腫大。一旦感冒，通常都會發燒。手指甲很短，很容易斷掉，這是源於手指甲正反映著肝膽好壞之故。換句話說，肝膽功能好的話，手指甲便會堅固，色澤透明，看起來很健康。此外，眼睛大的人也常出現頭痛症狀。

因此，大眼睛的人最好多吃有益肝膽功能的酸棗仁或小麥、蔥白（帶著蔥的鬚根與白色部分，大約是從根部往上十公分左右的部分）、韭菜等等。沙參煎服或做成涼拌食用，都有助提升肝氣。

【治療實例14】

眼大膽小，真的嗎？

五歲大的小男孩緊緊地抓住媽媽的手走進診間，大大的一雙眼睛看起來非常乖巧。一般說，眼睛大的人，容易流眼淚、膽子小。更清楚來說，眼睛大的人，感情容易受外界影響，心靈脆弱，所以比較消極，也更容易受到驚嚇。「他一定要確認我在身邊，才能放心玩。老是黏著我，片刻都不願離開，而且非常容易受驚嚇，不肯一個人睡覺。就算一下下，也不肯一個人單獨待在家裡。」媽媽說。

當我們碰到可怕的事情時，肝膽就會變得森寒。為了測試是否能戰勝恐怖，甚至還有試膽比賽，這是因為恐怖的感受與肝膽功能的虛實有關。來我這裡看診的這個小男孩，因為膽功能不佳，才會覺得害怕。從膽虛孩子們的外形特徵來看，通常眼睛很大，或者眼睛下方出現黑眼圈，像塗了墨汁似的。還有手指甲、腳趾甲很薄，有時還會出現肥胖現象。

「請妳看看，這個孩子的指甲末端很薄，還出現皸裂。你有沒有想過，為什麼這個孩子水果吃很多，但指甲還是這麼脆弱？」我問一旁的媽媽。「醫師，您說得沒錯，確實如此。這孩子還去做了檢查，結果卻說毫無異狀。他喉嚨裡總是帶痰，鼻水流個沒完沒了。」媽媽說。「這是因為

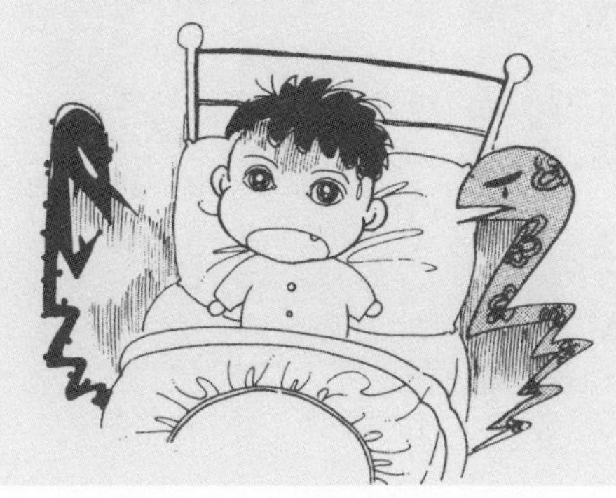

膽虛的關係，才會產生這些症狀。」

膽功能不佳產生的症狀，包括：扁桃腺常常腫大；或脖子旁邊生出硬塊，很難消失；動不動就發燒，也會抱怨頭痛。更有甚者，因為有過敏性鼻炎而不停地流鼻水，或鼻塞氣悶，還會劇烈咳嗽。此外，因為身體帶寒熱，會有口臭，大便次數變多，或者晚上睡覺時會尿床。

在詳細說明之後，為了治療膽虛，我以「仁熟散」為處方。使用這個處方，不僅上述所說的症狀能夠得到治療，孩子也不會再那麼容易受到驚嚇，而會產生自信感。當然，容易受到驚嚇，不代表全是膽虛引起。腎臟功能虛弱，或肝功能不佳，也會變得畏怯。因此必須仔細觀察孩子的症狀，加上診脈，以及觀察長相、膚色等，以便對症治療。

◉眼尾上挑的人

性格特徵	敏感纖細，感情起伏大，虛榮心重
體質特徵	太陽形人，容易患上神經性疾病，體氣無法順暢運行
易患病症	發熱、畏寒、鼻塞、頭痛、胸悶、後頸筋肉緊瘦、手腳發麻

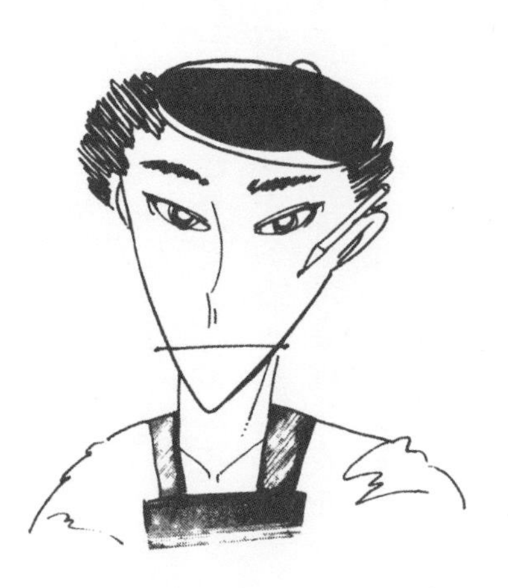

眼尾上挑，鼻尖也朝上的人，在中醫學裡稱為「太陽形」（此處所說的太陽形與四象醫學❶的「太陽人」不同，而是根據陽明、厥陰、太陽、少陽、太陰、少陰等六經來分類）。「太陽形」的人常給人一種敏感纖細的印象。事實上，這類型的人性格的確很敏感，感情起伏大，很多時候都無法自我掌控情感的變化。比如說，性情陰晴不定，對人時好時壞，無法確實掌握自己心裡的想法，同時虛榮心重，常常做白日夢。一言以蔽之，就是欠缺現實感。然而，這類型的人十分感性，想像力也很豐富，所以在美術或音樂等藝術方面，擁有卓越的才華。如果能夠從事像設計師或音樂家一類的行業，可以充分發揮藝術天分，必能獲得很好的成果。

眼尾上挑的人因為性格敏感，自然容易患上神經性疾病。由於體氣無法順暢運行，經常鬱積一處，便會感到胸口發悶、後頸筋肉緊痠，而且喉嚨會有像被什麼東西卡住似的不適感。這種胸口發悶或喉嚨不適的症狀，大部分源於心火。此外，這一類人的關節脆弱，膝蓋、肩膀、腰部等部位會覺得不舒服，手腳也常出現麻木現象，身體時常感到疲倦。發熱畏寒、鼻塞、頭痛等，也是困擾這類型人的主要症狀。

[治療實例15]

頭痛得厲害，就像整個人被掏空

南先生因為神經性胃炎，已經吃了十年的藥，最近頭痛得厲害，已到了幾乎無法動

❶ 韓國的四象醫學，將人的體質按臟腑的大小及強弱劃分為太陽、太陰、少陰、少陽四類，每種體質的體貌、性格、行為都不同。此劃分法是一八九四年由北韓醫學家李濟馬在《東醫壽世保元》中首先提出。

彈的地步。「我頭痛得厲害，就像整個人被掏空一樣，真的很奇怪。還有，只要一頭痛，馬上就會覺得頭好暈，天花板好像轉個不停，還會乾嘔。」他還說，只要稍微用點腦筋，頭部就覺得緊繃，無法轉動自如，一天得按摩頭部好幾次。

觀察南先生頭部和身體的比例，頭部顯得較大。從中醫學的觀點來看，偏大的部位往往就是致病的弱點。例如頭部偏大的話，容易得頭部方面的疾病；而腰部較長，就容易感到不舒服。我們可以這樣說，偏大的部位會在不自覺的情況下過度使用，自然而然就比較容易得病。

進行腹診時發現，南先生的心窩部位會感到疼痛；而按壓肚臍上方，也一樣會痛。「你的消化似乎不怎麼好，如果多花點腦力時，會不會覺得心窩部位很難受？」我問他。「沒錯。我的消化不太好，多用點腦力時，心窩就會發疼且氣悶。」

我接著觀察患者的臉部，發現他的膚色偏紅、眼尾上挑、鼻端頗尖，可以確定是個神經敏感的人。把脈後發現，南先生的病因在肝臟，這也表示有什麼鬱結在心。這病稱為「痰火頭痛」，乃是因痰與心火所導致的頭痛。求診的南先生也有多痰症狀，從長相看來，屬於敏感的類型，一定也有心火旺的情況。所以針對「痰火頭痛」的病因，我以「加味二陳湯」為處方，讓他服用。藥才服用了沒幾帖，南先生就滿懷謝意地表示，他的頭痛奇蹟般痊癒了，肚子也舒服多了。

【治療實例16】

懷孕中高血壓，醫生說很危險

「大家都認為，結了婚的女人，生兒育女是再自然不過的事。我的身體很健康，當然也會那麼想。然而，隨著預產期逐漸接近，我的血壓卻一直往上攀高，醫生說這種情形很危險。」前來求診的金女士憂心地說。碰到這一類的患者，就會讓我深感人生在世，生孩子是一件多麼辛苦又困難的事。有些人為了生孩子，甚至可以不顧自身的生命危險。

「醫生說，胎兒太大才會這樣，要我比預產期提早幾天剖腹產。不知道為什麼，我就是很排斥剖腹產，我想要自然分娩……」患者說。事實上，現在剖腹產大行其道，只要孕婦沒有什麼特別的問題，通常都會採取剖腹方式生產。這讓身為中醫師的我，覺得十分遺憾。就各方面來說，手術對產婦或胎兒來說，都不是件好事。因此，我對這位不希望動手術而來找我的年輕準媽媽深感佩服，忍不住先稱讚了她一番。接著，我為她把脈後發現，問題不在於胎兒太大，只是胎兒無法安定下來，這種情形以中藥就能輕易控制孕婦的血壓。

「為妳把脈的結果，是腹中胎兒一直處於緊張狀態，才會造成妳的血壓升高。胎兒本身並沒有比一般正常的胎兒大，只不過沒有什麼力氣，身子拉長，才會看起來特別大。」我向孕婦解釋。「為什麼會那樣呢？」她一臉狐疑地問我。「妳是個活動力很強的人，所以讓胎兒沒法安定下來，才會出現這種現象。」

金女士的眼尾上挑、鼻尖往上翹，顯得非常強勢，不輸男人，是以「氣」為主的長相。這一類型的女人，子宮功能比較弱，陰血不足，所以受胎能力不夠。一般來說，她們不容易懷孕，即使懷孕了，也很容易流產，不然就是懷孕期間會發生各種疾病。這一類型的女性唯有多參與社會生活，消耗過多的氣，身體才會健康。

「沒錯，因為預產期接近了，所以不能去上班，待在家裡時，即使剝個蒜頭，都會讓我發脾氣。長什麼樣子，生什麼病，這句話真是一點也沒錯呢！」我為沒有好好安胎，血壓才一直升高的金女士，開了加入海參的「加味八珍湯」處方。後來，我聽說她終於在預產期當天以自然分娩的方式產下健康的嬰兒。

◉眼尾下垂的人

性格特徵	現實，自私
體質特徵	太陰形人，偏寒多靜
易患病症	腹痛、嘔吐、腹瀉

眼尾下垂，鼻尖也朝下勾的人，在中醫學裡稱為「太陰形」。太陰形的人乍看之下，兩側眼尾下垂，給人溫馴善良的感覺。然而，實際上，這類型的人極端現實，絕對不吃虧，甚至到了自私的地步。他們不做白日夢，帶有追求實利的現實性，所以不管做什麼事情

都責任感十足。正因為他們會把工作做得又確實又好，經常受到周遭人士的讚賞。不過，有時也會被人批評是鬼靈精。

對眼尾下垂的太陰形人來說，有所謂「太陰腹痛」的症狀，常感到心窩痛。想大號時，也不太能忍。此外，常會覺得肚子脹撐著，沒吃什麼下肚就覺得很飽。平時經常鬧腹痛，也會發生嚴重的嘔吐、腹瀉等情況。

◉眼睛深陷的人

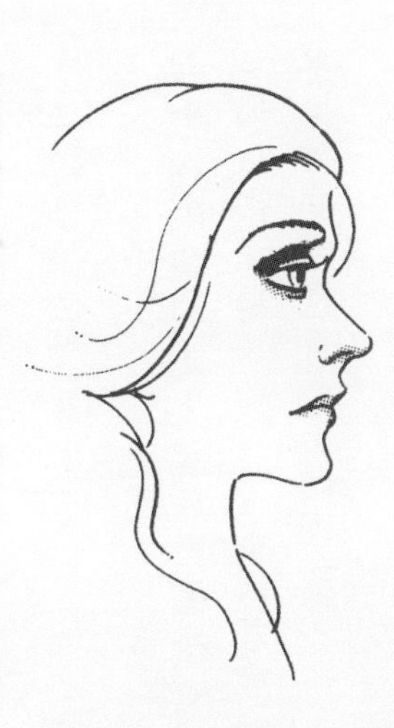

性格特徵	現實，自私
體質特徵	厥陰形人，體寒怕冷，先天脾胃不佳
易患病症	不孕或流產（女性）、慢性腸炎、頭痛、腰痛、腸胃病
有益食物	吳茱萸、細辛、生薑

眼窩深陷的人也稱為「厥陰形」，一般乳頭都很大，有的人左側乳頭會陷進去。這一類型的人非常怕冷，只要天氣稍微轉涼，就很容易生病。此外，因為身體屬寒，若是女性的話容易有不孕或流產等困擾。如果舌頭有烘燒似的症狀，下腹也可能會出現絞痛現象。不只如此，還會有慢性腸炎、頭痛、腰痛等毛病。而且眼睛深陷表示脾胃不好，會因為腸胃病而飽受折磨。

眼睛凹陷的厥陰形人，由於體寒，必須特別注意牙齒。盡量不要喝剛從冰箱裡拿出來的啤酒或飲料、冰水，也不要長時間生活在溫度過低的冷氣房中。好花的種籽也需要在適當溫度下才能發芽開花，人也必須維持適當的體溫，保持氣血循環順暢，才能健康地生活。平常日子，若能多以吳茱萸、細辛、生薑一類的食品來滋補身體更好。

【治療實例17】

全身無力，老覺得頭暈！

六十八歲的郭先生曾經因為咳嗽不停，經本院以中藥治療後痊癒。那時，我是以「加味六味湯」和「金水六君煎」為處方，交替服用治療。不久前，郭老先生又帶著憔悴的臉色再度上門求診。

「啊，為什麼您看起來那麼憔悴？」我驚訝地問他。

「別說了，才不過一年的時間，我的體重竟然掉了五公斤，真是太糟糕了。一整天都沒有食欲，也沒什麼力氣……。我本來就是不容易胖的體質，這下更是連吃都不想吃，消化情形也不佳，天天頭暈目眩，真是活不下去了。上次我的咳嗽蒙醫師妙手治療，這次我不辭辛苦地大老遠跑來，萬事就拜託了。」

說話十分客氣的老先生，如果生在古代，八成是個出

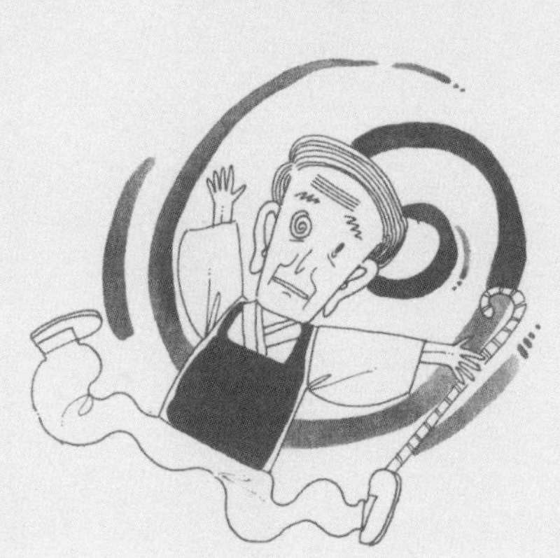

口成章的書生。我仔細觀察他的長相，發現他的體質原本就不健康。老先生屬於眼睛深陷的厥陰形，眼睛如此深陷，表示先天脾胃不佳，這就是他抱怨消化不良的病因。此外，老先生的耳朵長得又大又好看，在相學上是有福氣的好相。因此，我表面上對他說：「老先生，您的耳朵長得真有福氣。」事實上，這意味著金水不好。所謂「金水」，在五行中是指肺和腎兩個臟器。肺不好，容易氣喘；而腎不好，容易頭暈。而且，肺腎也代表脊椎，脊椎是人體的支柱；換句話說，老先生的根本支柱先天就很脆弱。以往咳嗽不斷，也全是起因於支柱脆弱的關係。

除此之外，郭老先生還有頻尿、口鼻乾燥、兩腿無力等症狀。因此，我為他開了「加味參苓白朮散」為處方，以補助他的土氣。我希望老先生的土氣補充後，土再生金，就不會覺得頭暈了，從而可以恢復他的消化功能和提振食欲。郭老先生開始服用上述處方後，從來不曾長胖過的他，最近體重已經適量增加，看起來似乎年輕了不止十歲。

預防眼疾的幾個方法

至此，有關各種眼睛類型所隨之而來的疾病，都已一一介紹了。然而，如果只單獨針對眼睛來看的話，最常見的眼疾是因火氣而生。

幾乎每個人都曾有過怒火衝天或過度傷神的經驗，在全身體氣快速流失的情況下，視力會減弱，覺得眼前一片模糊。這時，以能消解心中鬱積的「抑青明目湯」為處方治療的話，眼睛就會恢復清明。這就是眼病源於火氣的證明。

有稜有角的四方形臉，或倒三角形臉、下巴削尖的人，如果眼角朝上或鼻樑無肉（看起來很精明厲害），大多數都可能為神經性疾病所苦。此時，眼睛方面也會出現各種不適症狀。身體內若火熱大量堆積，眼睛會突然充血紅腫，變得畏光乾澀。同時，因為淚水流個不停，轉眼寒氣入眼，眼前就會變得一片模糊。這是因為心臟與肝臟部位火氣上升，才會造成眼睛疼痛。如果只治療疼痛部位，那只是治標不治本。最重要的是，必須消除患者心臟與肝臟裡的火氣，使氣血循環順暢，治療才會有效。那麼，眼病自然而然就能痊癒。

想要徹底治療眼疾，不僅藥材處方很重要，生活處方也很重要。得了眼疾時，飲食方面必須特別注意，否則吃再多的藥也不會見效。最好盡量避免食用雞肉、魚鮮、麵食、酒、糯米、熱食，以及油膩、太鹹或太酸的食物。建議日常三餐以蔬菜或水果為主的清淡飲食，來代替上述的刺激性食物。此外，性生活方面也要知所節制。在心理情緒上要盡量保持安定，不要因為小事就動怒或悲傷、難過。

利用手邊就有的鹽巴或乾淨的水，也能有效預防和治療眼疾。尤其是鹽能消除眼裡積聚的血塊，因此在眼睛看不清楚或充血時，可以煮食鹽水放涼後沖洗眼睛，效果很好。早早起床，使用煮過的食鹽水漱口或沖洗眼睛，眼睛會變得異常明亮，牙齒也會變得堅固。若是眼球毫無原因地浮腫，感覺似乎向外暴凸時，可以經常以乾淨的水滴入眼睛裡，自然就會好轉。在水裡加入麥門冬、桑樹根皮、山梔子一起煎水後服用，效果也很好。

最重要的是要遵守下列的生活守則，才能預防眼疾，保持眼睛的健康：

（一）讀書或工作之際，記得要忙裡偷閒，閉上眼睛休息一下。眼睛使用過度，肝臟就會變得很疲勞，這在中醫學裡稱為「肝勞」。此時，建議做以下的眼睛運動：睜大眼睛↓閉上↓再張開眼睛，得空時多做幾次，對於眼睛健康相當有幫助。《東醫寶鑑》裡認為，因肝勞而生的眼疾十分嚴重，「非三年閉目不視，不可得瘥（痊癒）」。

（二）兩手掌摩擦生熱後覆蓋在雙眼上，反覆數次。常常這樣做，不僅不容易生麥粒腫（針眼），眼睛也會變得更清澈明亮。

（三）以手指按壓兩眼睫毛尾端的小孔處，或用手掌或手指摩擦顴骨部位；或用雙手拉耳摩擦四十次到稍感微熱的程度，隨即將手撩到額頭上。如此數次後，吞幾次口水。長時間每天不間斷做的話，不知不覺中就能感受到效果。

【治療實例18】

眼屎多也是病

說到眼屎，一般人只會想到早上起床時眼睛沾黏的東西，或是身體疲倦時眼睛會出現的異物。但是，由眼屎也可以診斷出一個人的健康狀態喔！

在中醫學裡，對於眼睛發紅或充滿血絲、眼屎很多的症狀，稱為「熱眼」，通常會以「經效散」為處方治療。此外，藉由眼屎也可探知肺部的虛實狀態：眼屎稀糊的話，視為肺虛，會以「八味丸」或「加味十全湯」為處方治療。

我最近有個病人，他是從水原來的金先生，今年三十八歲，脈象顯示他體氣不足，疲勞過度累積。他戴著眼鏡，同時有近視和散光。「最近，眼睛裡結了好多眼屎。因為我非常怕冷，即使是炎熱的天氣，也要蓋被子睡覺。還有我老覺得肩膀發涼，腰部疼痛。」

金先生不只眼睛裡有很多稀糊的眼屎，還時不時就噁心想吐、頭暈，身體時冷時熱，甚至連痰飲症狀都出現了；而且年紀輕輕就早生華髮。從顯得比一般人要虛寒的脈象來看，可以斷定他的陰陽氣血都很虛弱。於是，我便以「加味十全湯」為處方，適量加減來治療。效果如預期般立竿見影，眼屎少了很多，疲倦也大幅消失。但為了完全治癒，我建議他再連續服用好幾劑藥。

【治療實例19】

像火燒似的，眼睛發熱！

相信很多人都有這樣的經驗：眼白發紅、眼球腫大，或突然見到明亮的光線，眼睛畏光張不開；或暴露在寒冷中時，眼睛會發疼。這些症狀大都起因於火熱。中醫說：「肝開竅於目」，通常眼睛紅、眼屎多表示肝火旺；而眼睛乾澀則表示肝血不足。肝火旺就必須安定心神、清肝洩火，促進血液流通，體氣循環順暢。如果能配合針灸治療，對病情會有很大的幫助。

三十七歲的朴小姐，目前未婚。她有一張稜角分明的方形臉，鼻樑高挺卻無肉，看起來個性很好強，性格很敏感。「眼睛好像有火在燒，常常充血，感覺就像用紗布摩擦眼睛一樣，又疼又辣，有時會痛到想把眼珠子挖出來，用冷水沖涼後再放回去。」此外，朴小姐說她覺得頭很沉重、時常流清鼻水、心跳得厲害，又好像後面有什麼東西在追趕似的，感覺很不安。診脈後發現，她的病脈落在心臟、小腸上。由此可斷定，病因是因火熱所引發的神經質。因為神經質的關係，心火長期累積，才會造成眼睛充血發疼。為了調節朴小姐的氣血循環，我在「四物湯」裡加入可治療火氣的「黃連解毒湯」作為處方治療。果然，朴小姐的眼睛一如預期地變得明亮起來，心跳劇烈和疲倦現象也減少了許多，月經狀況也有所改善。

治療疾病時，如果頭部症狀併合其他身體異常一起出現時，應以頭部為治療對象，才能保持全身健康。如果以大自然這個大宇宙來比喻的話，只有在天空明朗的情況下，大地上的萬物才能欣欣向榮。而人類這個小宇宙，也只有頭部清明時，身體其他部位才有可能維持正常運轉。

【第五章】……從五官看健康——耳朵

《靈樞．脈度》說：「腎氣通於耳。」腎臟不好的人，通常耳朵方面也有異常。例如耳朵聽不真切，聲音好像沒進來的感覺；或發炎流膿等等。這是因為腎臟的健康狀態反映在外的，正是耳朵。中醫學裡認為：「腎者主為外，使之遠聽，視耳好惡以知其性。」所以腎好的人，聽覺敏銳，不容易得到耳疾。相反的，耳形長得不好的人，會因為聲音無法入耳而聽不清楚，或容易得到中耳炎一類的耳病而飽受折磨。這樣的人有必要去檢查一下自己的腎功能。

耳鳴現象只有在腎功能變差時，才會經常發生。此外，膽火上升也會導致兩耳聽到如蟬鳴的聲音，而且鳴聲很大聲。不同的是，若是腎功能不佳所導致的陰虛而出現耳鳴現象時，鳴聲通常不大。我們可以根據耳朵的樣子，即耳朵的大小、色澤、位置及狀態來判斷腎臟的健康情形。中醫很注重心腎的互動關係，把腎臟照顧好，就不怕心臟出問題，因此腎臟在維持身體健康上擔任重要的角色，甚至可藉此判斷全身的健康狀態。腎臟是儲「精」所在，在中醫學裡所謂的「精」，是泛指從精液到人活動時所需要的一切基本物質。必須有精，才能促進其他所有臟器與器官的順暢運作。

那麼在形象醫學裡，耳朵究竟要長什麼樣子才算是「好相」呢？答案是：耳形要小，結實有力。耳朵太大且柔軟無力，就表示腎臟虛弱。現在讓我們從耳朵的樣子、色澤以及長在什麼位置，來探討耳朵與健康的關係。

◉耳大無力的人

體質特徵	腎臟大而虛弱
易患病症	中耳炎、耳鳴、腰痛、頭暈、肩頸痠疼、消化不良、糖尿病

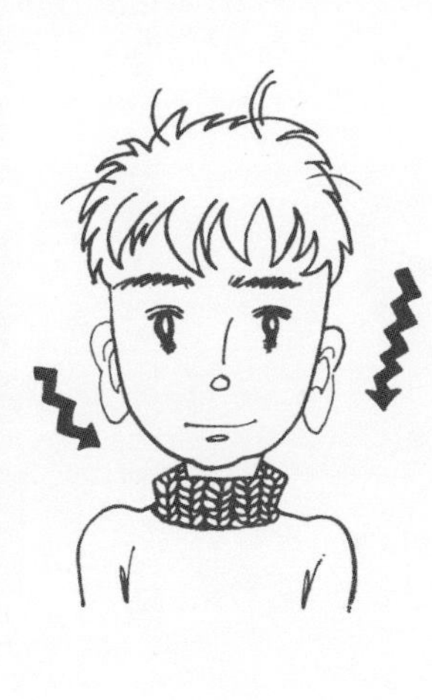

從佛像或古代王侯將相所留下的人物畫像來看，幾乎都是耳大、耳垂厚實向下拉長。或許因為如此，一般命相書才會認為耳朵大、耳垂長，才是好命相。然而從健康的角度來看，這種「耳相」卻不能稱為是好相，反而耳朵小而結實才是好相。

耳朵大小直接反映出體內腎臟的大小。耳小，腎臟就小，體內的其他器官才能適得其所，不會受到損傷。相反的，耳朵偏大，表示腎臟也大，腎臟大，腰就會經常痠痛無力，而且很容易受到不好的體氣傷害，無法維持身體健康。耳大、不結實、耳朵無力的人，表示腎臟虛弱，常會受到由此而來的各種症狀所苦。只要身體稍微疲倦，就會有中耳炎、耳鳴、腰痛、肩頸痠疼的毛病發生；也會常常抱怨頭暈、消化不良，沒吃什麼就覺得脹飽。膽子也會變小，容易受到驚嚇，個性變得焦躁不安，還容易得到糖尿病。

◉耳朵偏上後貼的人

體質特徵	腎陰不足
易患病症	**高血壓、背部和脊椎疼痛**

耳朵上緣應與眉梢齊平，而下緣應與下顎骨（形成下巴的馬蹄狀骨頭）相連，且位於下顎骨前方，端正貼附，表示腎臟也同樣端正健康。否則，耳朵位置偏高，則表示體內腎臟也偏高，這樣就很容易生病。腎臟位置偏高的話，背部和脊椎會疼痛，不太能做出彎曲伸展的動作。

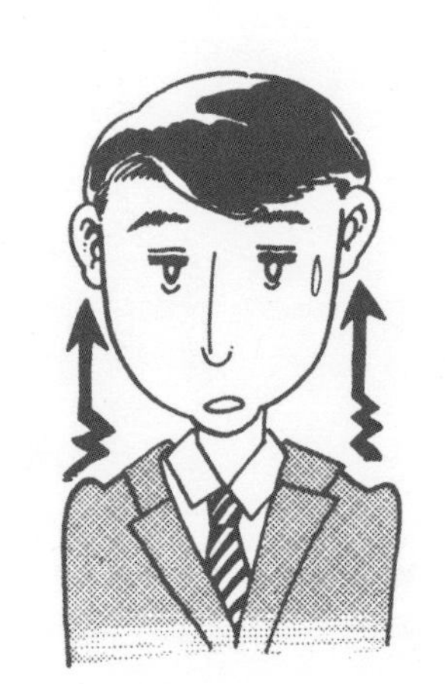

◉耳朵偏下後貼的人

體質特徵	腎氣不足，腰部和臀部易疼痛，抵抗力差
易患病症	**疝氣、消化不良、胸口疼痛**

耳朵偏低且後貼的人，體內腎臟的生長位置也會比原本的位置要低。如果腎臟位置偏低，腰部和臀部容易疼痛，很多人還飽

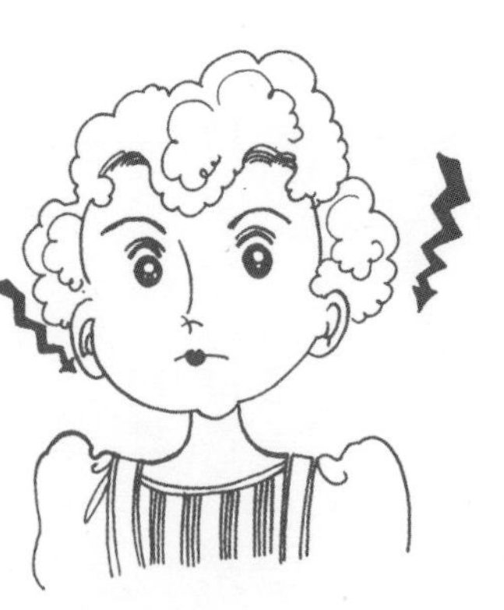

受狐疝症（即疝氣）❶的折磨，得了狐疝症的話，囊腫會從下腹往肋下、腰部來回移動，因此會感到疼痛，造成胃腸不佳，常會出現消化不良的情況，也時常會感到胸口疼痛、肩頭痠痛，還會常發脾氣。不僅如此，還會像得了感冒一樣，全身發抖、畏寒，直冒冷汗。

◉耳朵色澤不佳的人

體質特徵	腎精不足，先天腎臟不好
易患病症	腎臟病、慢性器質性疾病

耳朵色澤明亮有光澤為佳，如果像垢多般色澤不佳的話，表示腎臟功能欠佳。同時也會因為腎臟不好，而受到各種症狀的折磨。

有時，耳朵會突然變紅或發黑：耳朵變紅，表示腎臟濕熱；耳朵發黑而乾，表示腎陰不足，腎臟有病，此時額頭和顴骨部位也有發黑現象。耳朵顏色淡白，表示腎陽不足或風寒感冒。因此，從耳朵的色澤就能判斷出健康情況，最好時常觀察耳朵的狀態。

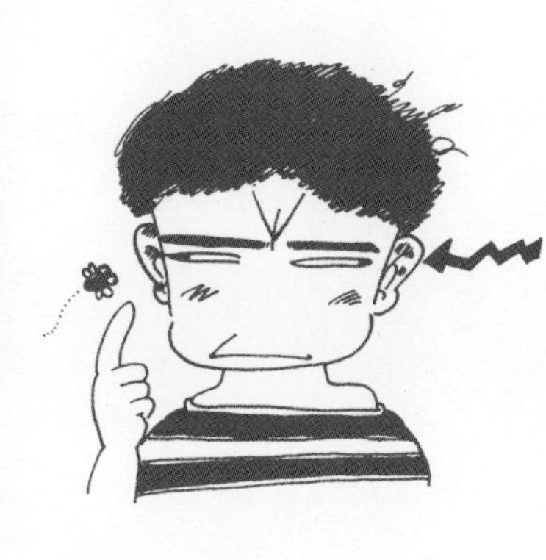

耳朵發癢，或者耳內有如蟬鳴或鼓聲擂動的聲音，或者耳朵聽不太清楚等耳疾，雖然大部分是因為腎臟功能降低所引發，但仍要考慮可能是其他原因所引起。比如說，體內血液不足時，也有可能產生上述症狀。氣虛、時常發脾氣，或濕氣累積、肝臟積熱等，都有可能引發耳疾。工作過度

❶古籍中依症狀不同，將疝氣分為寒疝、水疝、氣疝、血疝、筋疝、狐疝及㿗疝等七種。

所引起的過勞現象、長時間腹瀉或重病纏身，或者縱欲過度，致使體力急劇消耗，也有可能引發耳疾。這都是因為腎臟精氣不足而轉為陰虛，無法正常壓制體內的燥熱所致。此時就會出現耳朵發癢、耳內有雜音等情況。如果不趕緊治療，就會逐漸聽不到，還可能惡化為耳聾。如果是過勞導致的耳力減弱，臉上的顴骨部位也會發黑，而且耳輪變乾，看起來就像沾著耳垢一樣。

一旦患上耳疾，依照患部在左耳或右耳，病因也有不同。左耳發生耳疾，大都出現在常發脾氣的人身上。也就是說，病因是火氣大的耳疾會出現在左耳。尤其是女性朋友容易氣鬱、心火累積，左耳更容易發生毛病。相反的，男性朋友則多半是右耳發生毛病，此與男性多半從事體力耗損的工作有關。因此，如果時常感到右耳疼痛，就表示你的體力正在逐漸衰弱，身體氣力耗盡之意。縱欲過度的人，右耳也會感到疼痛。

因此耳朵出現毛病時，最好能夠找到正確的病因加以治療。若從預防層面來看，建議平常多多用手摩擦耳輪，可以有效提升腎臟功能，對於健康受益良多。因為只要腎臟功能變好，骨頭也會更結實。還記得小時候，經常看到老人家慈愛地用手摸摸或拉拉孫子的耳朵，這種單純的行為，用保健的眼光來看似乎蘊含深意。平時多摩擦或鍛鍊耳朵，可說是現代人追求健康長壽一種簡單可行的日常保健。

【治療實例20】

腰痛到無法去上班

年紀尚輕的人金先生一臉不知所措的樣子走進診間。他是攝影記者，必須常常提著沉重裝備，整天不是趴著，就是站著。不知是否因為職業的關係，他不久前才動手術治療腰部骨刺。

「動手術也不見好轉，有時還是會痛到無法上班，只好到處求醫。不管是木浦或平澤，只要說精於治療腰痛的地方我都跑透透了。」金先生說他動了手術後，疼痛情況比沒動手術前還糟糕。當然，動手術在西醫裡是最好的選擇，但從中醫學的觀點來看，此手術卻非必要。腰痛自有其病因，如果不能對症治療，只在腰部動手術，反而會形成更大的問題。端詳金先生的長相，五官中最引人注目的是耳朵不對稱。右耳的位置及厚薄都算正常；但問題出在左耳：他的左耳位置偏低，而且耳薄無肉，耳垂偏前下拉，加上耳洞外露，這些都與腰痛有關。

「現在我還沒為你把脈，不過先就長相詢問你幾個情況。請問你小時候是否經常尿床？」「沒錯，記得我很大了，還會在被子上『畫地圖』。」金先生訝異地回答。「那麼，你最近是否只要一感到疲倦，就又會尿床呢？」我進一步追問。「哎呀，實在很不好啟齒，但坦白說，確實如此。」根據他自己所說，在小便方面他絕對不正常。他的尿液時而混濁，時而清澈，時而深黃，顏色老是在變；而且有時還像患了淋病或膀胱炎、攝護腺腫大一樣，老是有種尿不乾淨的感覺。此外，患者還有早洩的現象。工作太辛苦或性生活過度頻繁時，以上這些症狀會變得更嚴重。

「請問你是不是還有消化不良的情況？」我繼續確認「望診」的觀察所得。「右下腹經常有脹氣的感覺，但我不知道該怎麼形容才好。」金先生無奈地笑笑。「你雖然不知道怎麼表達，不過我想你感覺悶悶不舒服的地方，應該是從上腹往肚臍、下腹的方向。還有，你是否會經常感到疲倦？」「沒錯！不僅如此，只要疲倦感一來，我的眼睛就會變得模糊，腳趾頭還會發疼。」確實如此。就算患者沒有一一列舉他的症狀，但絕對會有視力減弱、頭腦不清、後頸緊繃、肩膀痠痛等症狀。此外，他伸展背部時，腰部也會感到痠疼無力，其他關節也不太好。

從脈象、症狀及長相來看，金先生先天體質的膀胱功能就很差，因此才會導致嚴重的腰痛。就算已經動過手術，但想要完全恢復是很難的，就像摔破的碗再怎麼黏合，也無法回復原狀一樣。然而，如果放任不管的話，這種體質很容易會得到糖尿病，他說自己時常口乾舌燥、腳趾頭疼痛都可視為病兆之一。一旦患了糖尿病，腳趾頭有可能潰爛。

「想要治療好你的毛病，你必須要有充分的心理準備，因為這是一場長期抗戰。」我為膀胱不好而引發腰疼的金先生，開出了「加減八味湯」為處方治療。事實上，金先生的病根源自個人體質，而不當的外科手術使其情形更如雪上加霜，想要治癒要花一段很長的時間。幸運的是，治療效果比預期的提早出現，而療程也在相對較短的時間裡順利結束了。

[治療實例21]

如果能長高一點就好了

由媽媽陪著來看診的小學六年級小朋友抱怨說，如果能長高一點就好了。求診時，小朋友的身高只有一四一公分，相較於其他同齡小孩，實在差太多了，每次班上排座位時，一定坐在最前面的位置，讓她覺得很難過。說起來，最近的孩子因為營養充分，不少中高年級的學生，身高都已經超過一六〇公分。

「我有一點點挑食。」這個孩子似乎認為自己長不高是因為偏食關係，但是長不高並不能一味歸咎偏食，更重要的是要觀察她的體質是否有什麼問題。「妳有沒有哪裡痛或不舒服的地方？」我問她。「我因為鼻炎的關係，早上起床常常會打上好久的噴嚏。還有，晚上會冒很多冷汗。」

我仔細觀察這個小女生的長相及體型，發現她肚子很大、膚色偏黑且看起來沒有光澤。照這樣的形貌看起來，她的個性應該很敏感。所以我針對這一點加以詢問。「她的個性應該算敏感吧？但有時又很豁達，有時卻很彆扭，所以常常和我起衝突。不管是什麼事情，她一旦下定決心，就一定要做到才行，個性似乎跟其他小孩不太一樣。」站在旁邊的媽媽說。

這個孩子的責任感很強，而且非常聰明。雖然也有冷靜的時候，但如果事情不能如她所願，心裡就會難過不平，因此也才會常常抱怨頭痛。「疲倦時

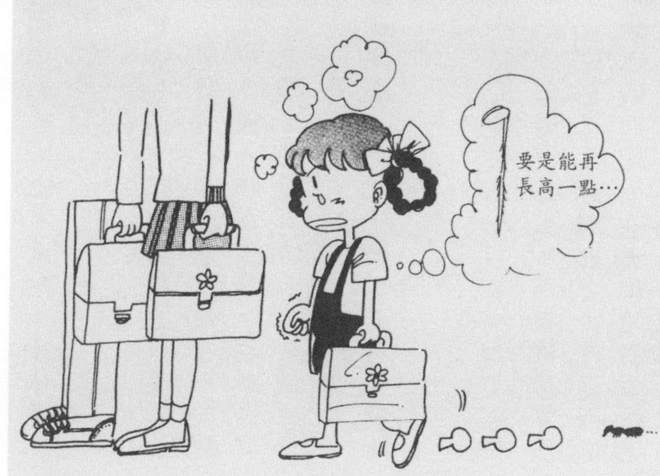

候，是不是有口臭？」「沒錯！她說胸口經常覺得悶悶的，頭也暈暈的，小小年紀還常常嘆氣，連腳都會疼痛。」媽媽心疼地看著小女孩說。

這個小女孩的兩頰幾乎沒有什麼肉，這種長相通常會給人尖嘴猴腮的印象。兩頰消瘦的人一般晚上都睡不好，還會冒冷汗。早上起床總覺得渾身不清爽，睡了一晚還是很疲倦。有時大便會像羊糞似的一粒粒。這些症狀都是因為脾氣不好，也就是說體內心火上升的關係。因此，皮膚也變得粗糙、沒有光澤。最明顯的，是這個孩子的左耳比右耳大。耳朵長得不好，表示腎臟功能不佳。耳朵是腎臟在體表的窗口，耳朵要長得小而結實，兩耳對稱且端正，才表示腎臟健康。膚色發黑，也與腎臟功能不佳有關。

最後我的判斷是：這個孩子體內腎水氣不足，無法壓制累積的火氣，才會造成皮膚粗糙、無光澤，以及個子長不高。因此，我以「滋陰降火湯」為主，再根據體質加減後，作為處方治療。只要按醫囑服藥，皮膚就會重現光澤，身體也會慢慢變得健康，個頭自然就會增高了。不久後，聽再來醫院開藥的媽媽說，小女孩的個子雖然還沒有明顯長高，但至少晚上冒冷汗、胸口鬱悶、頭暈等症狀已經好轉許多了。

【治療實例22】

左耳耳鳴，常常感到疲倦

住在放鶴洞的朴先生今年四十七歲，是個身高一六四公分、體重五十五公斤的矮個子。他的嘴唇很厚，鼻子又大又尖，曾經因為白血球過多而住院治療。「我最近左耳裡老是有聲音，而右耳原本就不好。小時候因為發生車禍，造成右耳經常感到疼痛、聽不清楚聲音。但現在最不舒服的症狀，反而是慢性疲勞。身體常常無由來感到疲倦，搭公車時會像暈車一樣，有點噁心想吐，還會經常覺得不安心、不踏實。加上肚子時常脹氣，不停放屁，頭也發痛而感覺沉重。到底為什麼會這樣呢？」

怎麼看，朴先生都是個勤快且片刻都無法靜下來的體質。換句話說，他是個凡事認真的人。正因為這樣的個性，才會過度消耗體力，體內體液與能源枯竭，才會經常感到疲勞。就消耗體力這一點來看，若是男性就會表現出右耳不好的症狀；女性若是多火氣，左耳就會不好，這是一般性原則。然而，朴先生原本個性就很認真，體內體液與能源的消耗遠遠超過他人，自然右耳不會好；再加上小時候右耳受傷，那更是雪上加霜，連帶也影響到左耳的功能。頭痛沉重的情形，也是因為腦髓不足所顯現在外的症狀。白血球過多症，也與先天體質不無關聯。朴先生還說，他常會莫名其妙感到不安，這是因為體氣不足的緣故。實力好的話，考試時通常能過五關斬六將；同樣的，體氣充沛的話，做什麼都會很有自信；相反的，體氣衰竭就會變得經常焦躁不安。

此時，最重要的便是做好養生之道：要嚴格遵守「朝飯夕粥」❶的原則，吃完飯，最好能簡單散步一會兒，再開始做事。如果這麼做都不見效的話，中醫會合併使用「六味地黃湯」與「補中益氣湯」來治療。我也配合朴先生的體質投以上述處方，果然得到很好的效果。

❶ 即指早上吃得好，晚上吃得簡單。

【治療實例23】

膝蓋痠痛，無法長時間走路

前不久，一位面色潮紅、臉上留有天花癒後坑坑疤疤痕跡的五十二歲男子前來醫院求診。「我從一個月前，膝蓋就痛到不可言喻的程度，走沒幾步路就得蹲下來休息，否則根本走不動。」他愁眉苦臉地跟我說。「膝蓋的哪個部位痛呢？」如此詢問疼痛部位，是因為在中醫學裡，相同的疼痛會因為發生部位的不同，其病因與治療方法也隨之不同。比如說，膝蓋外側疼痛，源自膽經異常；而內側疼痛，則為肝經異常；前側疼痛，為脾經與胃經異常；後側疼痛，則源於膀胱經異常。

「疼痛來自膝蓋內側，膝蓋內側疼得厲害，而且腰部也有隱隱痠痛的感覺。一到陰天或快下雨之前，身體就感到很沉重，痠疼的情形也更為劇烈。」我觀察患者的長相，他是個小腹突出的陽明形體質。陽明形的人雖然平時強而有力，卻是病來如山倒的類型，一生病就全身都痛。「還有沒有其他地方不舒服？」我進一步追問。「疲倦時，右耳裡面會流水出來。」

耳內流水以及膝蓋疼痛，是彼此互有聯關的疾病，全是體內濕氣多所顯現的症狀。尤其是患者的長相，更為此做了最好的佐證。體型肥胖、小腹突出、臉泛潮紅，整個人看起來油膩浮腫，均說明了體內多濕熱。所謂濕熱，是指臉泛紅潮、火氣上升。一旦形成濕熱，一到陰天或快下雨時，身體就會感到痠痛，這是一大特徵。因此，才會有人戲稱這種毛病比氣象預報還準確。當體內濕氣太重時，患者的臉部不只會顯得油膩浮腫，身體還會感覺十分疲倦，老想著躺下來。嚴重時，還會轉移到關節，成為關節痠痛症狀。關節是人體骨骼組成之一，這代表濕氣已經入骨了。

「你會不會覺得有時候頭腦不太清醒，有種像是天翻地覆的感覺？」為了再度確認患者的病症，我又問了他一個問題。「沒錯，常常會有這種感覺。」從患者的體型與病症來看，確定是因為濕熱造成膝蓋及腰部疼痛。我在開立處方之前，先對患者交代了幾句話。「這病是可以治癒的，請放心。但療程可能拉得很長，請務必盡量配合治療。短時間內盡可能不要走動，好好休息。」

為了排除濕熱，我採用「加味滋血養筋湯」治療，沒多久就見到了良好效果。除此之外，還有很多其他可治療體內濕氣多的處方。一般來說，體重較重、身體較胖的人，可用「人參養胃湯」；若是有黑眼圈、噁心想吐等症狀，可用「六君子湯」。隨著個人體質的不同，處方用藥會有極大的差異，因此一定要由中醫師開立專門處方才行。

【第六章】……從五官看健康——鼻子

臉是所有陽氣集散之處，其中鼻子位於臉孔的正中央，所謂「肺開竅於鼻」，鼻子擔任吸收「天氣」到體內的角色。古人說鼻為「神氣進出之門」，即為此意；而嘴則吸收大地所生的五穀，與「地氣」相通❶。鼻和嘴彼此成雙，形成人的根本，也就是說口鼻各自構成人體這個小宇宙中的陰和陽。

如上所述，鼻子在人體中擔當著如此重要的任務，吸收天氣而儲存在心肺中。特別是，鼻子號稱肺的通氣孔，可見兩者之間的密切關聯。因此心肺健康、運作良好，鼻子才能正常地呼吸及聞嗅。不僅如此，鼻子也與脾胃、大腸、膀胱等人體內幾乎所有臟腑都有關聯，想要治療鼻病，首要之務是必須確定究竟是哪個臟器或經脈出了問題，才能對症下藥

至於從形象醫學來看，所謂的「好鼻子」，必須具備鼻樑挺直、微大、色澤光潤等條件。這種鼻子表示體氣運行順暢，健康上沒有任何問題。相反的，如果鼻子歪曲或過短，或鼻樑上有痣的話，不僅模樣不好看，健康上也會出現問題。以下就來看看「鼻相」與健康的關係。

◉鼻大的人

體質特徵	先天肺功能強，體氣循環良好，適合積極從事外面的活動
易患病症	體氣無法消散，會有胸悶、胃酸過多、甲狀腺疾病、腰痛等症狀

鼻子是吸收「天氣」，使之在體內循環作用的五官之一，因此鼻子大就表示體氣循環作用良好。鼻子大的人適合積極從事外面活動，或與眾人接觸等需要大量消耗體氣的工作。萬一鼻子大的人被迫只能窩居在家的話，因為體氣無法消散而鬱積在心，就很容易生病。尤其鼻子大的女性更是如此。

鼻大的女性如果無法善用自己先天的優點，反而窩居在家裡當家庭主婦的話，臉上就會長出很多黑斑，或者經常頭痛難忍，或感到胸口疼痛。此外，傷點腦筋或遇事不如己意時，還會有消化不良的現象，出現胃酸過多、反胃、胸口氣悶、喉嚨卡痰等症狀。這類女性之中，不少人都患有甲狀腺疾病，從而發生氣喘、慢性疲勞、不安焦躁、全身無力、腰痛等症狀。尤其是在生小孩方面會很辛苦，就算懷孕，也常會自然流產。

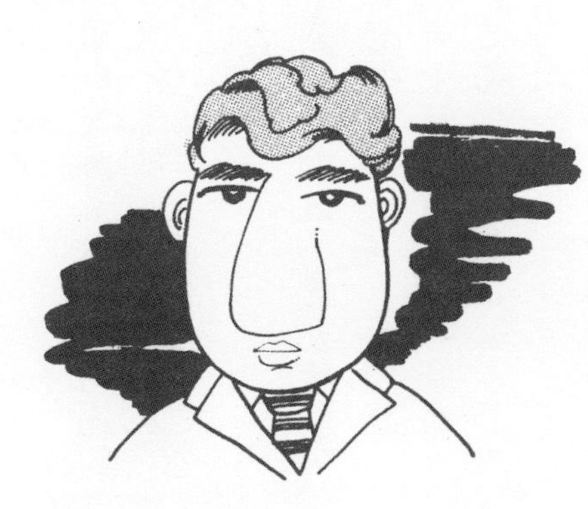

❶《黃帝內經．素問》：「天氣通於肺，地氣通於嗌（喉）。」自然界的清氣經由鼻子進入肺臟，而水穀等地氣所生之物則經由嘴巴進入咽喉。

【治療實例24】

想要有小孩，該怎麼做才好？

結婚快一年半了，肚皮卻一點動靜都沒有，這名女性患者擔心之餘來到醫院求診。她的體型偏瘦，膚色也偏黑，整體看來長得像個男人。她的先生是她在日本學習設計時認識的，是個現年四十四歲的日本人。

「妳曾懷過孕嗎？」我問她。「沒有。因為不孕症，我已到醫院治療過好多次了。」「那麼經期順嗎？」她說：「大概是四年前，整整有一個月，每天都流出少量的黑色血，到大學附設醫院去檢查時，說我是卵巢功能不佳，那時因為我還沒結婚，醫師說沒必要立即治療，要我結婚以後再看看。」錯過治療時機真是令人扼腕，雖然當時她未婚，但既然發現卵巢功能有問題，就應該馬上治療才對。現在，我也只能詢問後來的情形。

「後來，好一陣子都沒有事，只有在身體疲倦或太勞累時，才會少量出血。最近經期大概都持續六天左右，前三天很正常，但從第四天開始，經血量就突然銳減。再回頭確認經期，才發現有逐漸延後的現象。」看來患者的生殖系統天生就有問題。「請問妳初經是幾歲？」「大概是在高中二年級時才開始，應該是十七歲吧。」患者說。

中醫學裡，將女性身體的發育階段分為七個單位，初經時間為七×二，等於十四歲，此稱為「天葵」，表示開始擁有生殖能力。閉經期是七×七，等於四十九歲，這時候月經會停掉，不再能懷胎生子。因此，這位女性患者的初經比一般人的年紀晚了三年，女性特有的能力自然很弱，月經失調是必然的毛病。不管如何，我想還是先問問所有與月經相關的症狀再來做判斷。她先表示自己的月經週期非常不規則，而且身體疲倦時，白帶會變多，陰部也會發癢、疼痛。尤其是性愛之後更是痛得厲害，對於床第之事一點都沒有興趣。「沒有興趣，那是很自然的事。妳的初經到高二才開始，病根已經由此種下。妳的外表看起來雖然健康，但負責性愛的器官先天就不良，自然不會產生什麼性欲。換句話說，身為女性的妳，身體出現了不少弱點。」

從體液與長相來看，多少也能斟酌出其人的個性。這位女患者在體質上屬於十分敏感的類型，她原本是明朗快活的人，卻很容易生氣，也很容易陷入憂鬱。再者，她的先天體質最好是能擁有自己的工作，在外上班，但現在她卻放棄設計工作，待在家裡做全職的家庭主婦。往往在幫這樣的人把脈之後，多少都能猜出其配偶的健康狀況。

「妳先生的健康似乎也不太好，從妳的脈象中可以感覺得出來，妳先生的腰部不太好，還有多汗的毛病，時常會感到筋疲力盡。如果你們想有小孩，要非常努力才行，妳自己得花更多心思。從外表來看，女性要眼大、嘴大才好，但太太妳的眼睛和嘴巴都很小，相較之下，鼻子就特別大。還有妳的骨架也像男人一般，因此我沒有把太太妳視為女性，而是當成男性來看。我建議妳最好重新投入社會，如果待在家裡，反而會變得神經質、愛發脾氣，而且容易憂鬱。所以，雖然有點辛苦，但如果能外出工作，反而日子會過得很自在。」她深有所感地說：「沒錯，我也很想外出工作。」

人，不是簡單分成男人與女人，還有像男人的女人，以及像女人的男人。此外，也不能單憑個性來判斷一切。在中醫學裡，將眼大、嘴大、胸臀發達的人都視為「女性」來看待。相反的，如果是鼻大、肩寬、骨架大的女人，則歸類為「男性」。所以長得像男性的女人，不孕的機率就會大增。女人男相，比起身為女性的傳統角色，像男性一樣擁有自己的工作，對精神健康與肉體健康都更有幫助。於是，為了補足這位患者身為女性所欠缺的部分，我以「加味四物湯」為處方治療，效果不錯。

◉鼻扁短的人

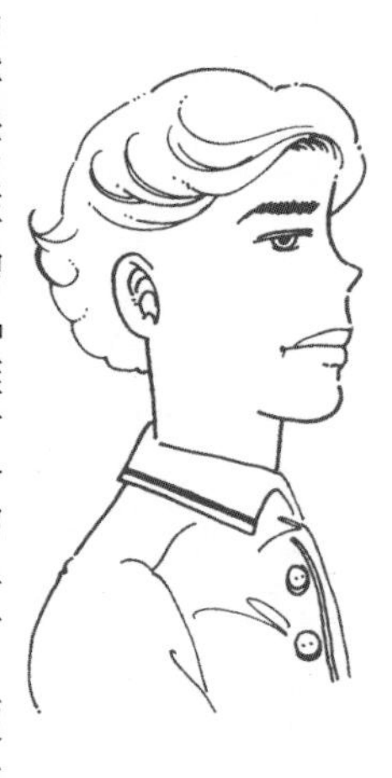

性格特徵	體質特徵	易患病症
小心謹慎，容易緊張，行動力不足	腸胃、肝膽、心臟都不佳	胃腸異常、腰痛、慢性疲勞，心臟也容易出問題

中醫學裡所謂「難看」的鼻子，便是指鼻樑低扁、短小的鼻子。如果是女性擁有這種「難看」的鼻子，不算是什麼大缺陷。因為對女性而言，比起鼻子，嘴型長得好看更重要。相反的，男人的鼻子難看才是大問題：鼻樑低扁、短小的男人，年輕時還不會出現明顯的症狀，但一旦過勞或生

病，體力下降時便會由此發端，先天的體質弱點會慢慢顯現出來。

一般來說，鼻樑低扁、短小的人，個性都比較小心謹慎、愛嘮叨，上進力、完成力及行動力都明顯不足。考試時，由於太過緊張，本來會的題目也會做錯。不過，此一類型的人也自知自己的個性，所以多半會早早就開始準備，因此有時會顯得比別人更努力。但是，太過努力的話，又會因此提早出現衰老現象，胃腸出現異常，腰痛或慢性疲勞也開始來報到。更有甚者，因為個性小心謹慎，心臟也容易發生問題。

鼻歪的人

性格特徵	個性古怪，脾氣不好
體質特徵	身體冷涼，脊椎歪斜
易患病症	腰、背及肩膀疼痛，視力模糊，消化不良

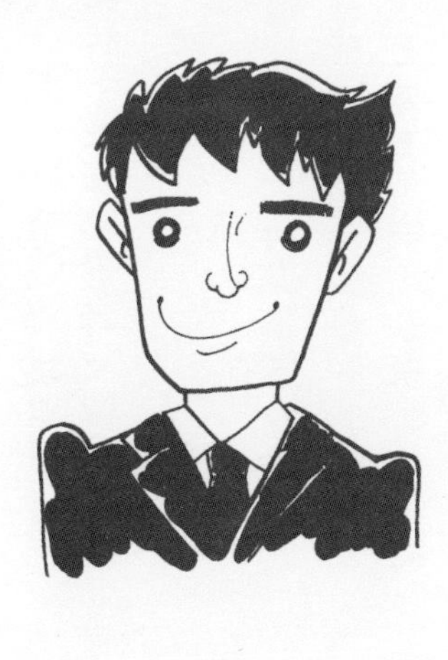

在中醫學裡，鼻子視同脊椎，鼻歪者脊椎亦偏斜。鼻歪的原因來自身體寒冷，肚臍以下的生殖系統（即人體的根本基礎）若是寒涼的話，由此往上的脊椎就會歪斜，鼻子也隨之逐漸變歪。對此一類型的人來說，病痛會有好幾種症狀混合出現，此為一大特徵。

鼻歪的人因為脊椎偏斜，腰、背及肩膀會痠疼，且後頸緊繃。此外，雙眼不明亮，視力模糊，同時出現的還有消化不良的症狀，如反胃、發酸，腸道也不好，心臟也會疼痛。對這類型的人來說，當務之急是治療根本基礎。那麼一來，前面所提到的各種症狀就會慢慢痊癒，全身的健康也會有所好轉，甚至在不知不覺中，也可將鼻歪的情況調整到正常位置。

【治療實例25】

肋骨下方感到疼痛

李先生今年三十二歲，求診時抱怨左邊肋骨下方（即腰部彎曲處上方一點點）很痛。剛開始感到疼痛時，曾到醫院檢查，卻找不出原因，只能一直忍痛過日子。而且空腹時，除了腹痛之外，還會伴隨著脹氣、打嗝等症狀，並且嚴重到一搭公車就暈車的地步。

李先生的長相，最明顯的就是歪斜的鼻子和紅得過火的嘴唇。「你的脊椎骨和腰部會痛嗎？」我問他。「背部中央會痛，有時還得請人幫我捶背，特別是腰椎和胸椎中間更是痠痛，腰也會痛。」把脈的結果，發現他的病脈落在大腸上。依此脈象，我又提出其他問題：「不知道你的陰囊兩邊是不是長得不太一樣？」李先生遲疑地說：「兩邊大小是不是不一樣，這我不能確定。但好像一邊稍微向下垂，一邊較高。」

鼻樑歪斜、腰背疼痛，以及兩邊陰囊不對稱等現象，都源自同一個病因：命門火衰，即肚臍之下的生殖系統功能不旺，造成底火虛弱之故。人體分為左右，左邊掌管血，右邊掌管氣，兩邊的溫度與寒熱並不一致。陰囊也如人體一樣分為左右，兩邊陰囊的狀況也不相同。以李先生的情況來說，他的底火衰弱、體質偏寒，才會一邊陰囊偏高朝上，也才會導致肋下疼痛，這在中醫學裡稱為「疝症」。疝症若出現在男人身上，陰囊有時會腫大疼痛；出現在女人身上，則會感覺到陰道裡發疼。此外，下腹與肋下還會不舒服，出現疼痛症狀，人也變得越來越神經質與不耐煩；而且還會因為壯熱惡寒❷而出現發抖發冷、鼻塞等類似感冒的症狀，以及體力透支。關節、心臟、胸口部位會感到疼痛，消化也不太好，還有噁心想吐現象。不僅如此，還會出現臉上熱度升高、頭暈或心跳劇烈、胸口煩悶等症狀，以及全身痠痛、腹鳴如鼓、小便不清爽、右邊或左邊肩頭疼痛等現象。以上所說的所有症狀李先生都有，為了鞏固他男性的根本，我投以「溫腎散」為處方治療。

◉鼻向下彎鉤的人

性格特徵	個性閒散但韌性十足
體質特徵	下腹寒涼，大腸不好
易患病症	喉痛、脹氣、胸悶、憂鬱症、過敏性鼻炎

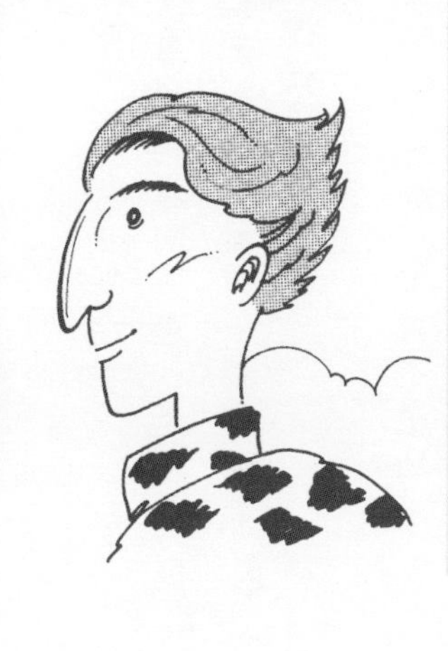

鼻子向下彎鉤的人，也被稱為「少陰形」。這種人的個性通常十分閒散，時常被人罵懶散。不過，這類型的人一旦下定決心，就有堅持到底的韌性，但這種韌性往往被視為固執。因為固執，

❷ 即高熱畏寒，在中醫辨證裡，惡寒屬於外感表證，是自我感覺寒冷，與天氣環境不符；壯熱是病邪入裡的標誌之一，身體發熱且煩渴。

一旦事情不如所願時，便會大發雷霆。少陰形的人先天體質原本就下腹寒涼、大腸不好，所以下腹經常出現脹氣等不舒服的症狀；也很容易有胸口煩悶或罹患憂鬱症的情形，此乃源自固執易怒的個性所致。此外，還有很多人會飽受過敏性鼻炎之苦。

【治療實例26】

卵巢裡長了水瘤

求診的患者是個二十八歲的新嫁娘，皮膚白、鼻樑挺直、鼻頭稍微向下垂，是個長相十分漂亮的年輕女子。她走進診間時，就像紙店失火似的一臉慌亂。「醫師，我該怎麼辦？我一定得生小孩，可是婦產科醫生說我的卵巢裡長了水瘤❸。」

我還以為是什麼大事，嚇了我一跳，聽完她的話，覺得這並不是什麼大不了的事情。很多女人的卵巢裡都長有水瘤，只要割除水瘤就能懷孕，這不是多麼困難的手術。但聽完這名女性患者的話之後，才發現事情不是我原先以為的那麼簡單。「其實，婚前我就動手術切除了一邊的卵巢，現在只剩下一顆卵巢了。」她擔心地說。

聽完了整個來龍去脈，才知道新婚的曹小姐婚前在百貨公司工作，婚前六個月左右，突然出現消化不良的現象，還伴隨著右下腹抽痛。她心想會不會是盲腸炎，就到醫院看診。結果卻出乎意料之外，盲腸沒有任何毛病，反而是在她的卵巢中發現了一顆很大的腫瘤。不得已，曹小姐只好動手術切除了一邊卵巢。手術後，消化不良的現象大有改善，婚禮也如期舉行。但是婚後沒多久，消化不良、下腹抽痛的毛病又復發了，肚子就像脹氣似的很難受。於是，她又到醫院接受檢查，如青天霹靂一般，醫生告訴她，她的另一邊卵巢也長了瘤，她想要懷孕生子簡直就無望了。

「醫生，請問您有沒有不需要動手術的方法？」望著憂心忡忡、臉色蒼白的曹小姐，我首先要做的就是讓她安心。「別太擔心，從中醫觀點來看，妳的病症用很簡單的原理就能說明。」消化不良、下腹抽痛、卵巢長水瘤，全都源於下焦氣滯之故。一旦下腹脹氣，體氣無法順暢循環，卵巢與輸卵管就會產生病變，消化功能自然也會受到影響。這時應該疏通下焦氣滯的現象，否則不管吃多少胃腸藥都不會見效。

因此，我給這名新婚的妻子開了「加味蟠蔥散」為處方治療。她大約服用了一個月左右，不僅卵巢裡的水瘤消失了，沒多久也順利懷孕了。她特別來電感激我解決了她的問題，我內心裡也為她感到高興。

◉鼻樑骨凸出的人

體質特徵	三焦鬱結，循環不順暢
易患病症	肺結核、胸口疼痛、慢性消化不良、十二指腸潰瘍、便秘、月經不調或經痛（女性）

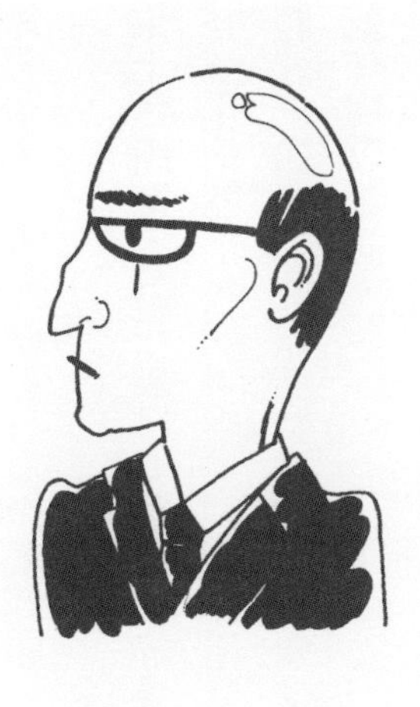

❸水瘤是個通俗名詞，醫學上稱為「囊腫」，其內容物是清淡的液體，不同於俗稱「巧克力囊腫」的子宮內膜異位瘤。

鼻樑骨凸出，在中醫學裡稱作三焦鬱結。中醫學將人的身體分為三等分，從上到下分別稱為上焦、中焦、下焦❹，所謂三焦，就是統稱身體這三個部位，主要作用是疏通水道。三焦鬱結，是指三焦的循環作用無法順暢運行。三焦若不能循環順暢，上焦、中焦、下焦就會各自出現問題。

上焦的作用是運送下焦所製造的體液，以強化心肺功能。如果上焦阻塞，就可能罹患肺結核等疾病，也可能導致心跳劇烈或胸口疼痛等症狀。中焦主要作用在消化功能上，如果中焦循環作用受阻，就會引發慢性消化不良或十二指腸潰瘍。下焦則是製造體液之處。因此三焦鬱結的人，會受惡性便秘所苦，小便也不清爽。女性的話，則會有月經失調或經痛等毛病。

人體的上中下三個部位無法正常疏通，全身就會出現各種病症，體重也會銳減。鼻樑骨凸出的人必須特別注意，以便管理自身健康。

◉鼻子紅的人

體質特徵	脾胃有熱證或有肺火
易患病症	中風、高血壓、風濕性關節炎、退化性肩周炎、骨刺、顏面神經麻痺、過敏

眾所周知，愛喝酒的人鼻子會變紅，所以常被稱為「酒糟鼻」。然而，鼻子紅的人最該注意的卻是「風」。《金匱要略・臟腑經絡先後病脈證第一》提到鼻子的色澤：「色青為痛，色黑為勞，

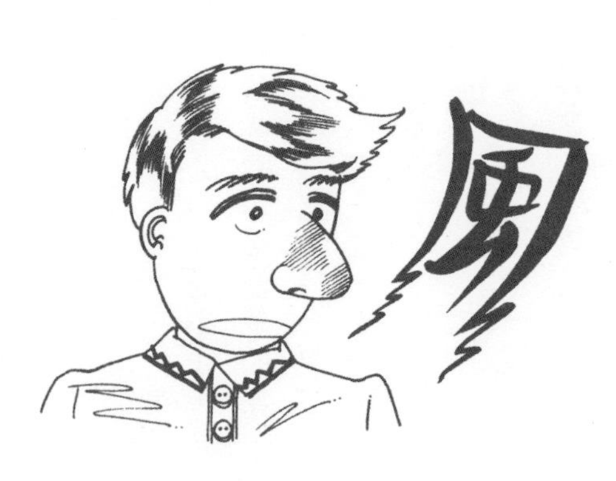

色赤為風，色黃者便難，色鮮明者有留飲❺。」

中醫學所說的「風」，是指中風和高血壓之類的疾病。除此之外，因風所引發的疾病還有很多，像風濕性關節炎、退化性肩周炎、腰部骨刺、顏面神經麻痺、過敏性症狀等，都是因風而起，甚至還可見到半身不遂的情況。要注意的是，腎臟受熱也會導致鼻子發紅，這時只要補充腎水氣，促使腎臟功能運作順暢就能解決問題。

◉鼻孔外露的人

體質特徵	膀胱、泌尿系統容易出問題
易患病症	頻尿、尿失禁、腰及肩部痠痛、頭痛、糖尿病

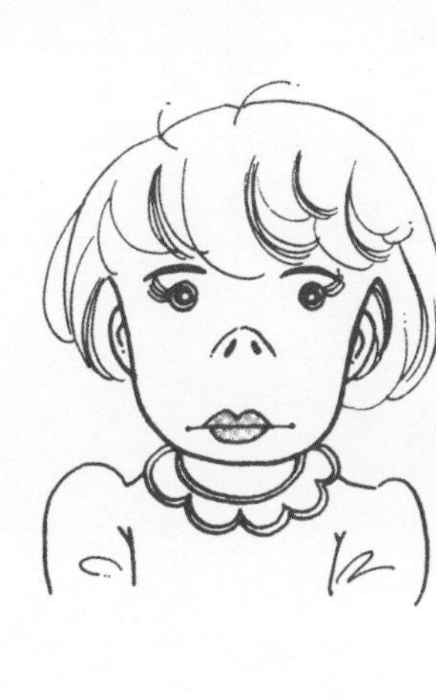

鼻孔外露，在面相學中是屬於錢財流失的不吉鼻相。從健康上來看，有這種鼻相的人會因為先天體質的膀胱、泌尿系統不好，而出現各種症狀。

具有此一鼻相的人，從小不是小便方面有毛病、無法憋尿常跑廁所，就是有尿失禁現象。隨著年

❹上焦是指橫膈膜以上的人體部位，包括心臟與肺臟；中焦指橫膈膜以下、肚臍以上的部位，包括脾臟與胃；下焦指肚臍以下的部位，包括肝、腎、大小腸、膀胱。

❺「留飲」指長期滯留不通行的水飲，中醫認為是中脾胃陽虛，津液凝滯所致。臨床表現為口渴、四肢關節痠痛、背部寒冷、氣短、脈象沉等。

齡增長，膀胱方面的問題也越來越多。膀胱不好、小便有問題，容易造成下腹部不舒服及腰部痠痛；同時，還會伴隨著頭痛、後頸緊繃、肩膀痠痛等症狀。小便後，還會有種沒尿完的不清爽感覺（尿意不盡）。尿液也會時而混濁，時而清澈，時而發黃，顏色變來變去。在中醫學裡，尿液變色的情況稱為「小便黃濁」。小便黃濁，表示身體裡的東西隨著尿液向外流失，這種現象如果置之不理，很可能就會發展成糖尿病之類的生活習慣病。

［治療實例27］

行房時感到尿脹、下腹疼痛

以中醫學的立場來定義生活時，吃飯、呼吸、工作、性生活就代表了一切。只要這四項順利，就能毫無病痛地經營健康生活。不過，一般人可能對吃飯、呼吸、工作前三項沒有異議，但對第四項性生活的重要性卻有不同看法。然而，從臨床治療病患的經驗中可以得知，性生活障礙對於建構健康生活真的影響很大。

求診者是一對四十出頭的夫妻，妻子一臉病容，普通人就可看出她的健康情況不佳。不用把脈，從她鼻孔外露的鼻相來看，就可推出她的膀胱不好。所以我開門見山地說：「太太，妳的膀胱很不好喔！」這對夫妻當場嚇了一大跳。「醫師，您是怎麼知道的？」太太驚訝地問我。「像妳這樣鼻孔外露的人，通常膀胱天生都不好。」我據實回答。「我就是為了這個問題而來的，十五年前我曾患過膀胱炎，不知道是不是因為如此，每次行房時，肚子就會脹得跟山一樣，老是想上廁所，小便時，不僅尿液噴湧而出，而且下腹部疼痛。我心想，一定是哪裡發炎了。」妻子一說完，坐在旁邊的丈夫又接著說：「她本來身體很健康，最近卻因為肩膀疼痛，連家事都沒辦法做。大概從去年三月開始，早上一起床就喊頭暈，並開始固定上醫院治療。但從此之後，她的體力卻越來越差，一吹到冷風，全身就像被刀割似的發疼。後頸也很僵硬，幾乎無法轉動。」

「妳看起來精神很差，氣色很不好。請問，妳還在服用膀胱炎的藥嗎？」我問她。

「我現在吃的西藥有兩種，一種是婦產科開的藥，一種是治療膀胱炎的藥。只是一直都在吃藥，把胃都弄壞了。還有，不知道是不是打太多針了，屁股的肉似乎也變硬了。」

「妳的脈象也顯示病根在膀胱，應該是因此才會經常感到疲倦，胃也不好。」我告訴她把脈的結果。「可以治癒嗎？」病患焦慮地問。「當然，只不過因為久病的關係，需要花點時間才能痊癒。總之，妳的病是可以治癒的。這病是因為體力衰弱所引起，只要再度強化體力就能痊癒。」

這位太太的症狀屬於淋症的一種，但不是現代中醫學裡所說的淋症，而是一種稱為「勞淋」❻的病症。勞淋是由於經常發脾氣、性生活過度、長時間憋尿，或過度喝酒食肉所引起。因此，除了交代患者要注意以上所說的事情外，我還開了「加味八物湯」來治療。不久後，再度回診的這對夫妻笑得很開心地表示，自從妻子恢復健康後，兩人似乎又回到新婚時期的甜蜜生活了。

❻淋症的一種，主要表現是腰部痠痛、小便淋瀝不已且遇勞即發。

【治療實例28】

體格高大，卻常感疲累

張同學是個高二生，個子挺拔，身高有一八〇公分，看起來是個體格健康的青少年。由於體格健壯，看起來沒有任何毛病，卻經常抱怨好疲倦，讓家人擔心是否哪裡有問題。「這孩子高得像泰山，卻動不動就說好累好累，一有空就想睡覺，真是傷腦筋。明年就升高三了……」陪他來求診的家長還說，這孩子有時會抱怨腰痛，而且常常鼻塞，嘴巴也常破，老是在擦軟膏。

從這學生的長相及所抱怨的症狀來看，都是因為體虛引起的。雖然他個子高大，身體卻十分虛弱，屬於陰盛陽虛的體質。這種體質的人，其特徵是很容易感到疲倦，睡覺時間很長。因為陽虛的關係，即使白天裡也像生病的雞一樣老打瞌睡。此外，由於陽氣不足，全身無法伸展，就會常常鼻塞，嘴巴也常破。

「如果你仔細觀察魚缸裡的魚，會發現體型大的鯉魚或金魚，總是慢悠悠地晃來晃去。相反的，手指大小的熱帶魚卻快速地到處游動，生命力反而旺盛。人類也是一樣的道理。不過，您知道令郎的鼻孔不對稱嗎？」「經您這麼一說，我才發現確實如此。不過，這和他抱怨疲倦有什麼關係嗎？」不只有關係，而且還影響深遠呢！這意味著身為男性的他，先天根基就不好。根基虛弱的話，就有可能引起消化障礙及身體疲累。更有甚者，這名男學生的眉毛很濃、眼尾上挑，而且五官中又以嘴巴最為顯眼。像這種長相的人，性格偏向女性化，也就是說，他的內心比較脆弱、行事小心謹慎，向外發展的力量不足。此外，其脈象也十分虛弱，因此我投以「加味六君子湯」為處方治療。

可能是因為他年紀尚小，藥效很快就顯現出來。升高三之前，疲勞症狀不見了。不久前，已經是大學生的他再度來到我們的中醫院，以自己打工的收入，要為母親開劑補藥。生氣勃勃的他與先前模樣簡直判若兩人，讓我忍不住還打了他幾下屁股呢！

◉鼻樑帶痣的人

體質特徵	脾胃不好
易患病症	消化不良、便秘、腹瀉、胃酸、打嗝、脹氣

偶爾會看見有人的鼻樑處生了像痣一樣的深色陰影，如果不仔細觀察的話，通常會一瞥而過。臉上長了這樣的陰影，愛美的女性一定覺得很礙眼，多半會去找皮膚科或整形外科處理。但是，不要把這僅僅視為像痣一樣的表皮現象，而應該聯想到可能是內部臟器的問題，只要能尋求根本原因加以治療，便能輕易去除。

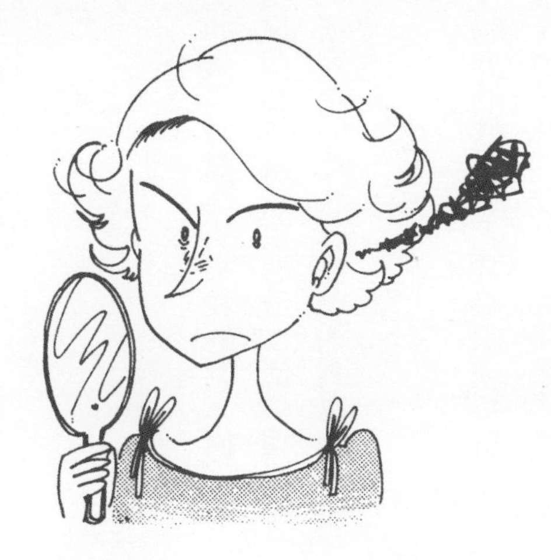

首先，年輕女性如果鼻樑上有痣，通常是因為脾胃不好所引起，因此會有消化不良、便秘、腹瀉、胃酸、打嗝、脹氣等症狀出現。這時，只要能管理好脾胃功能，效果立現。與此不同的是，年紀在五十歲以上的人，通常會因為虛勞症，而在鼻樑上長出痣。此一類型的人，多半會抱怨身體功能衰退所出現的所有症狀，包括：食欲不振、精神混亂，還有腰、背、胸、肋等筋骨痠疼；間或倏燒倏退、流汗不止；不是感冒卻總是不斷咳嗽、夾痰；全身無力，感覺全身沉重，老想躺下來；覺得心裡焦躁不安。情況嚴重時，嘴唇還會乾裂，從骨頭裡發出燒熱來。

◉擺脫鼻病的困擾

由前面的說明可以知道，鼻相不同會引發各種不同的病症。但如果只針對鼻病來看的話，病因大都是因為不好的空氣或體內過熱而引發。鼻塞，是因為肺部受風或冷空氣所傷導致；流黃濃鼻涕的「鼻淵症」（鼻竇炎），則是因為外部冷空氣壓制體內熱氣所產生的症狀。鼻腔內長息肉，時常感到疼痛阻塞，是肺臟長時間持續嚴重高熱所致。

因此罹患鼻病時，首先最好要避免食用會讓身體發熱的辛辣或過熱的飲食，尤其必須嚴格禁酒。因為酒會讓身體發熱，此熱氣一旦遇到冷空氣，便會凝滯不散，造成鼻端發紅。如果喝了酒而使得鼻端發紅時，可以用白鹽化在水裡搓揉鼻子，效果顯著。

想要維持鼻子健康其實有簡單的方法，甚至還可改善肺部功能：平日以中指隨時摩擦鼻樑兩側二十至三十次，一直到鼻子內外都發熱為止；或者以中指多多摩擦兩側鼻翼旁邊，這對嗅覺不佳的人很有效果。

【第七章】……從五官看健康——嘴與舌

嘴巴讓我們得以享受飲食的美味，品嘗各種酸甜苦辣鹹的味道。為了追求奇珍異食，魚翅、熊掌、猴腦……各種匪夷所思的食物，都有人不惜重金想要嘗一嘗。然而，我們究竟如何感受到這些飲食的風味呢？細究這個問題，你會發現我們人體的構造真是奧妙。所謂的口感，不是單純指嘴巴的感受，而是與脾臟及心臟之間的協調有關。

根據中醫理論，五臟中的脾臟及心臟分別掌管口、舌。口唇與脾氣（脾臟的氣）相通，能知五穀味；而舌與心氣（心臟的氣）相通，能知五種味（酸甜苦辣鹹）。因此，假如脾氣與心氣作用不能順暢，就無法確實感受食物的味道。比如說，生病躺在床上時，嘴裡的苦味就像沾了膽汁似的，這就是因為心臟有熱的關係。數著飯粒吃飯，食不知味，則是因為與脾臟有密切關係的胃腸受損，陽氣變得虛弱之故。

「脾」開竅於口，口與唇接收所有食物，與負責消化功能的脾臟相通。在中醫學裡，脾臟與胃腸關係密切，脾臟掌管食物的消化，而胃腸則擔任接收食物的器官，因此才有「開脾健胃」的說法。此外，從「脾胃不合」（不合口味）或迎合脾胃（討好對方）等慣用語來看，也表示出兩者之間的關係密切。然而，脾臟不只是單純地消化食物而已，還會將所消化的食物養分轉化為筋肉，是形成人體輪廓上十分重要的臟器，因此中醫說脾主肌肉及四肢，為後天之本。如果脾臟功能不佳，人體就很難構築應有的外形；而表現脾臟健康狀態的，便是嘴唇。

就形象醫學的理論來看，好的唇相要長得小而結實。唇大而無力，表示脾臟虛弱，還會因脾臟虛弱而帶來各種毛病。以下針對唇相與唇色，來診斷健康情形。

◉嘴大無力的人

體質特徵	脾臟虛弱
易患病症	腹瀉、關節疼痛、四肢無力、疲倦、糖尿病

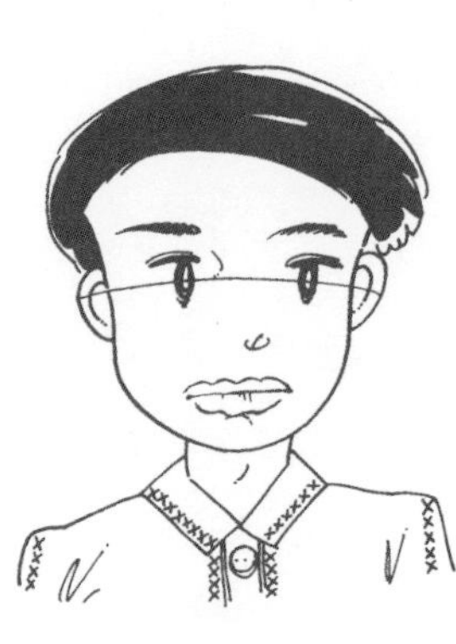

如前所述，嘴大無力表示脾臟虛弱，會出現脾臟虛弱所導致的各種不舒服症狀。首先，脾臟負責消化功能，因此脾臟虛弱，消化功能就會有障礙，無法完全消化食物，導致時常腹瀉。即便吃得不多，肚子卻因飽脹感而不舒服，腸道也會發出咕嚕咕嚕的聲音，而且常打飽嗝。

其次，脾臟主筋肉及四肢，如果脾臟強健，身體氣血就能滋養充足，肌肉及四肢自然能健康強壯。相反的，脾臟不好，四肢就不能靈活動作，關節也會處處疼痛，在無法隨心所欲行動下，心情也會變得煩悶，只想躺下來。日子一久，很容易罹患糖尿病。因此，嘴大無力的人必須多花心思在健康管理上。

◉嘴歪的人

體質特徵	脾臟虛弱
易患病症	脹滿症、水腫、不易懷孕及易流產（女性）

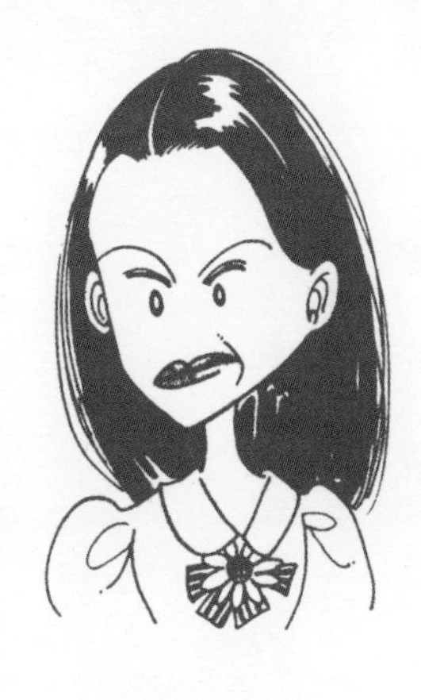

嘴巴歪斜一邊的人，構成人體的基本輪廓也不會好。這種人很容易罹患脹滿症，必須特別注意。所謂脹滿症，是指腹內積水、腹部膨脹的症狀，是脾臟變得虛弱時容易罹患的疾病。脹滿症可以分為體虛與體實兩類症狀：身體虛弱所導致的虛脹症狀，包括：吃不下飯，持續上吐下瀉；身體時而水腫，時而消腫，用手指按壓，皮膚會陷下去，有點像水果熟爛的感覺。實脹症狀，則包括：身體發熱、喉嚨乾渴、腹部腫脹、肚子疼痛；用手指按壓，皮膚不太會陷進去。

嘴唇不只與脾臟有關，也與生殖器官有關。以中醫觀點來看，女性首重嘴唇長得好看。這是因為嘴唇相當於血，與生殖器官關聯密切。生殖器官長得好，血氣才能順暢循環，女性天生的懷孕及生產功能才能順利運作。因此嘴巴歪斜的女人，先天根基就不好，不僅不容易受孕，就算懷孕也很容易有流產危險，必須特別留意。

【治療實例29】

胃像被扒搔似的疼痛

「吃了藥以後，舌面裂縫很快就癒合了，嘴角破洞也好了很多。醫師，請您看看。」五十一歲的李女士一進診間就這麼說，她是第二次複診的病人。

初次診療這名患者時，她的模樣難看得讓人無法面對面。臉上不僅雙眉緊鎖、印堂乾癟、嘴巴歪斜，嘴唇周圍還乾裂出血，讓人有種噁心的感覺。更有甚者，她的嘴裡都是瘡口，連話都無法好好說清楚。診療時，我花了不少力氣。如今，她的嘴病幾乎都好了，真讓人感到欣慰。

「大概是一個禮拜前的事吧，我洗了些被子，從那時起腰部就開始不靈光了。還有，胃酸的老毛病又發作了，一到下午就有點喘不過氣來，頭痛得很厲害。尤其胃裡面就像有東西在扒搔一樣，什麼東西都無法下肚，因此整個人越來越沒力氣。」

「妳是否感覺喉嚨有痰，或胸口煩悶、口乾舌燥？」我問她。「這些症狀好像都有……。對了，我還會嘔酸水，伸懶腰時動不動就抽筋。」

李女士被這些症狀已困擾了十年之久，因此心裡早就認為這不是一朝一夕就能輕易治好的。她憂心忡忡地訴說著自己多年來的各種毛病，百病纏身的病容令人同情。如前所述，李女士的嘴巴歪斜，其生殖器官的功能先天就不良，尤其是她年過五十，膝下無子，心裡的遺憾更讓心火上湧，自然會出現喘不過氣、頭痛、胃酸反嘔等症狀。

為了緩解她長達十年的這些神經性症狀，我開立了可消解火氣、清涼心神的「清熱化痰湯」為處方治療。因為是長久痼疾，需要持續性地長期治療。可喜的是，她每次複診時，都有進一步的好轉現象，因此對於後續治療充滿了信心，整個人看起來神采奕奕，也變得更年輕了。

◉嘴唇厚的人

體質特徵	消化能力強、易胖
易患病症	糖尿病、高血壓、便秘、體虛、頭痛

嘴唇厚的人不挑食，什麼都吃。吃東西時，有狼吞虎嚥的傾向；吃完東西後，只想躺著不動。因此長久下來，就很容易發胖，身體變得很沉重。由於食欲一來就暴飲暴食或狼吞虎嚥，很容易讓脾胃功能受損，反而無法正常地消化食物，身體當然也無法得到足夠的養分供給，而顯得沒什麼力氣、眼神無光，而且很會流汗。這些症狀全是因為氣力衰竭之故。

近幾年，肥胖兒童越來越多，這些孩子大部分的嘴唇都很厚。按常理來說，十幾歲的孩子正是血氣旺盛、活潑好動的年紀，但是許多厚唇的孩子卻討厭運動，吃得多又不動，身材就很容易橫向發展，肉往兩側堆積，個子反而長不高。此外，因為肥胖關係，也容易罹患糖尿病、高血壓等生活習慣病，四肢關節也因為脾胃受損而時常發疼。嘴唇厚的人，容易受便秘所苦，或出現體虛頭痛的症狀。

【治療實例30】

胸口煩悶難受

那天是立冬，雖然已正式進入冬天，但天氣並不寒冷。我結束上午的授課，正要開始下午看診時，一對中年夫妻早早就走進了診療室。

「你那裡不舒服？」我問坐在椅子上的患者。吳先生今年四十二歲，他說心裡一直悶得很難受，特別是胸口部位最不舒服。他已去過醫院接受內視鏡檢查，結果只說有點胃潰瘍，沒有其他問題。但他還是老覺得口渴、嘴裡發苦，做什麼事情都很不耐煩。我問他腰部是否痠痛時，他說因為從事成衣業，需要時常搬運重物，所以腰腿常會感到疼痛。「你的食欲如何？」他洩氣地說：「最近根本吃不下東西，連覺也睡不好，簡直像活在地獄裡一樣。」

吳先生唇厚鼻塌、鼻孔外露，像這種嘴唇很厚且鼻子塌扁的人多半底火不旺，所以缺乏向下拉扯的力氣，消化自然不良，食欲自然減退。

「把脈的結果，你的病脈落在大腸，表示胃有點下垂、消化功能不佳。所以你要特別注意飲食習慣，不要暴飲暴食，盡可能少量多餐。還有別忘了，要遵行早上吃得多、晚上吃得少的原則。」我再三叮囑。

像吳先生這種先天性體質虛弱的人，很容易出現各種不舒服的症狀。比如視力昏暗、頭腦不清醒、時常感覺疲倦等等，有時還會背肌疼痛、腰部抽痛。此外，因為膀胱不好，所以小便也會不清爽。我向吳先生詳細說明病因：「就像用爐灶煮飯一樣，如果爐火不旺，飯就煮不熟。但如果繼續放在爐灶上煮，飯就會燒焦。這種情形以人體來說，就是潰瘍。而且，你已經病了好一段時日，已成了難解的沉痾。因此必須花費一些時間治療，請你必須堅持服藥。」

碰到這種情況，最重要的是補充基本體力，因此配合患者的體質，我以「八味湯」加減成分為處方讓他服用。後來吳太太再度來我們診療室拿藥時，說她先生的健康狀態已大為好轉，夫妻倆總算鬆了一口氣。

◉嘴唇薄的人

體質特徵	好動，不愛吃東西，不易發胖

嘴唇薄的人，一般對吃都不太熱中。每到吃飯時間，就要為吃什麼而傷腦筋，食量也不是很大。不過，對吃不太熱中，並不表示對口味沒什麼感覺，很多美食家都是嘴唇薄的人。

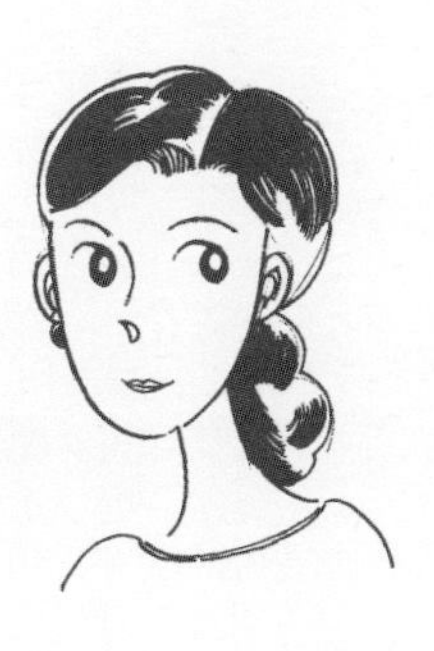

嘴唇薄的孩子，吃東西時都是一副懶懶散散、愛吃不吃的樣子。這時，如果大聲責罵，強迫孩子吃東西，往往會馬上吐出來。因此對這種類型的孩子，最好不要強迫他們進食，而是讓他們少量多餐。此外，這類型人的一大特徵是好動，總是不停做著什麼，一刻都無法安靜下來。像這樣吃得少，活動量大，自然不易發胖，所以嘴唇薄的人通常都很瘦。

◉嘴唇乾裂的人

體質特徵	生殖器官異常
易患病症	白帶過多（女性）、脾臟問題

有些人就算不是長久置身在乾燥的場所，嘴唇也會乾裂，唇皮翻起。如前所述，嘴唇與生殖器官有密切關係，因此一旦嘴唇出了任何毛病，生殖器官方面也會產生異常。

例如嘴唇乾裂、唇皮翻起的女性，幾乎毫無疑問都有白帶的困擾。因此唇色不佳、老是乾裂的女性，不要只想依靠化妝來遮掩，最好先檢查生殖器官是否有任何異常。

此外，如果脾臟有問題，嘴唇也會乾裂，照顧好脾臟，自然能解決嘴唇乾裂問題。

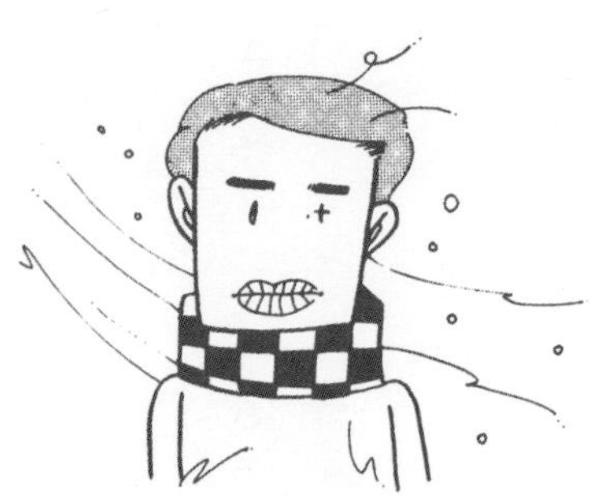

【治療實例31】

胎毒越來越嚴重，好難受

肥肥胖胖、模樣可愛的七歲小女孩走進診療室。「她三歲時胎毒❶發作，越大越嚴重，所以就帶她來看醫生。」

從長相來看，小妹妹似乎一點都不挑食，所以我先針對這點詢問。「小妹妹似乎不太能忍受肚子餓，什麼都吃，是不是？」我問媽媽。「她飯吃得不多，但就是愛吃零食，一天到晚吵著要吃。」當我問到胎毒有多嚴重時，媽媽一邊翻開小女孩的衣服一邊說：「全身都是胎毒。」

我把小女孩周身都仔細看過，發現手腳關節部位的情況最為嚴重。此外，小妹妹的嘴唇不像一般小孩子光滑潤澤，而是顯得十分乾燥，唇皮還裂開翻起。像這種嘴唇乾裂的現象，都是血氣不足所引起，為了確認這一點，我又問了以下的問

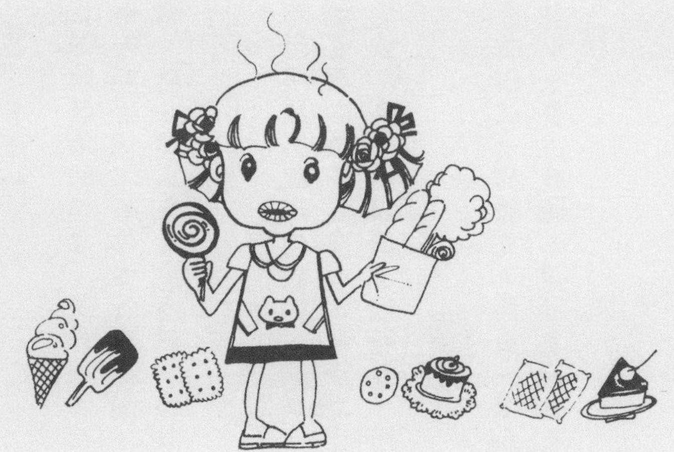

❶ 懷孕時期，胎兒受到母體所蘊藏的毒邪入侵，在出生後發病，嬰幼兒的瘡癤、疥癬、痘疹等都統稱為胎毒。

題：「小妹妹的內褲是否會沾著像白帶一樣的分泌物？」「您怎麼知道？從很早以前，就因為內褲沾著亂七八糟的東西，帶她去看過婦產科醫生。那時醫生說是她用手摸才會那樣，還交代要常給她洗手。」媽媽驚訝地回答。

我想，那位婦產科醫生所謂的「用手摸」，應該是指下體發癢的意思。所以我再問媽媽：「白天和晚上，何時會癢得更厲害？」「她白天顧著玩，好像沒什麼感覺。晚上睡覺之前，癢得特別厲害。到了夏天，還會潰爛，現在都還在看皮膚科、擦軟膏，不然她就會一直抓，沒辦法睡覺。」

這個小女孩是屬於陽明形的體質，所謂陽明形，是指陽明經所經過的臉部、胸部、腹部及大腿等處很容易累積贅肉的一種體質。這種體質原本是多氣多血，無法忍受飢餓，一到吃飯時間就像餓了很多天的人一樣狼吞虎嚥。再者，因為胃經積熱，所以隨時胃口都很好，吃什麼都很可口，汗多為其一大特徵。

我從「長什麼樣子，生什麼病」的層面出發，再配合這個孩子的體質，開出「瀉白散」加減成分為處方治療。沒多久，小女孩的媽媽特別來醫院致謝，說胎毒症狀已經有了好轉，晚上睡覺時也不會去抓撓了，可以一覺到天明。

◉嘴唇乾渴的人

體質特徵	體液不足
易患病症	頭痛、頭暈、關節痛、多汗、咳嗽、痰多

老人如果嘴唇時常乾渴，那是因為體液不足所引發的現象。體內如果體液不足，就會隨之出現各種症狀，比如頭痛、頭暈、關節痛等，而且會像感冒一樣，出現咳嗽、痰多的現象。有時會出現倏燒倏退的寒熱症狀❷，還會流很多汗。以上這些症狀併合嘴唇乾渴一起出現的話，便表示體內體液不足，必須以此為重點加以治療。

◉從唇色看健康

嘴唇如褪色般蒼白，表示血氣不足。尤其是婦女經血多或生理期太長時，唇色常會顯得蒼白，這時必須盡快治療才行。

唇色發青，源於體寒。若是體寒，就會引起消化不良，並導致腹瀉；同時還會出現所謂的「冷陰性蕁麻疹」：接觸冷空氣或冷水數分鐘後，發生局部或全身性蕁麻疹，全身會很難受。女性朋友更要特別避免食用冷寒食物，有可能會造成不孕。

❷臨床常見的寒熱症狀包括以下四類：惡寒發熱、但寒不熱、但熱不寒、寒熱往來（寒熱交替發作）。

唇色過紅表示胃熱，不能忍飢，因為快速進食，腸胃病也很容易發作。尤其是手腳發熱的人，腸胃通常不好。三十或四十歲的男性，也有人會因為性生活過度而發病，此時會出現多汗、疲倦、腰痛和頭暈等現象。

[治療實例32]

皮下易瘀血，生理期乳房發痛

對女性而言，月經在身體保健方面扮演了十分重要的角色，二十七歲的金小姐自從人工流產之後，月經整個就亂掉了。

「結婚後我做過一次人工流產，此後月經就完全不來了。為此還到醫院接受治療，但後來月經週期一直往後推，經期也縮短成三天。來潮時，經血裡還會混雜黑色的血塊。」從以上敘述，就可知道這些都是人工流產所產生的後遺症。但因為患者來看診是為了治療不孕症，所以必須更詳細地問診。「妳的唇色發青，很怕冷吧？」我問她。「是啊，我非常怕冷。嘴唇顏色老是這樣青青的，還有人問我是不是有心臟病。此外，額頭摸起來總是感覺在發燒，但是手腳，尤其是腳後跟，即使是夏天都像冰塊似的冰涼，下腹部也很涼。」金小姐的膚色偏黑，她說隨便一碰，皮下便會青紫瘀血。「月經前後有沒有出現什麼特別的症狀？」「全身無力，心情低落，整個人變得很憂鬱，有時胸口也會覺得煩悶。對了，每次月經來的時候，乳房就會發痛，還會流出乳汁。」

以上情形已經具備了所有不孕的症狀。首先，就是嘴唇發青。嘴唇發青起因於寒症，病患本人就已經感覺到手腳與下腹冰冷，這一點就不可能順利懷孕了。接著是皮下容易瘀血，表示很容易罹患血病，對於以血為主的女性來說，沒有比這更糟糕的情況了。此外，月經來時乳房發痛、流出乳汁，這是子宮因為人工流產所產生的後遺症，必須盡快治療才行。

「醫生，如果先不管懷孕的事，吃藥就能治療全部症狀嗎？」當然可以，再說想要生下健康、聰明的孩子，也必須先治療好全部的症狀，這是比懷孕更要緊的事。「那麼，我臉上冒出來的東西也能消除嗎？」那當然，女性只要具備了懷孕生子的健康條件，就會從臉部狀態開始好轉。臉部皮膚狀態好，就表示身體已慢慢恢復健康，也代表子宮的狀態良好。

對於金小姐這些惱人的毛病，我以強健子宮、滋補陰血為目的，開了「濟陰丹」為處方治療。患者後來複診時說感覺到身體逐漸變暖，沒多久月經就恢復正常了。當她再度回診時，臉色變得紅潤許多，不久後就聽到她順利懷孕的消息。

◉從舌頭看健康

如果說口主脾臟，那麼舌就主心臟，中醫說：「舌為心之苗」，舌頭是心臟的外在表現。舌頭與心臟密切關聯，舌頭發炎或裂開、舌面變硬或出血等等，大部分的舌頭異常現象都是因為心臟積熱之故。

中醫認為心臟主掌精神功能，舌頭能感受各種味道是心臟之故，因此《靈樞・脈度》說：「心氣通於舌，心和則舌能知五味。」當食物入嘴後，透過舌頭便能辨識酸甜苦辣鹹。中醫學也認為，負責精神功能的器官不只侷限於心臟，更延伸到五臟。因此隨著各臟器的狀態，舌頭所品嘗出的味道也各有不同。例如，口感特別集中在甜味，一直想吃甜食，那是因為脾臟積熱的關係。陽明形的人不挑食，什麼都吃，胃口很好，這是因為脾胃積熱之故。但這種體質的人，即使發胖，也沒什麼力氣，反而經常覺得勞睏。

口感苦澀、嘴裡生瘡的人，則是心臟積熱之故。肝氣發熱時，也會導致嘴裡發苦，這是因為肝臟積熱、膽汁外洩的關係。一般因為肝膽問題而嘴裡發苦的人，通常缺乏決斷力，喜歡胡思亂想，而且常愛亂發脾氣。吃完東西，老反胃嘔酸的人，也是因為肝臟積熱。由於肝氣壓制了脾氣，嘴裡自然就會發酸，主要出現在平時愛發脾氣或精神壓力大的人身上。如果是肺部積熱的話，嘴裡就會有辣味。

口舌毛病的簡易自療法

口與舌的疾病也必須隨症狀與情況來對症下藥，但如果情況並不嚴重的話，可以自行採用以下介紹的簡單方法治療。這些方法都是行之有年的民間療法，如果用這些方法無法治癒，就要到專門的中醫院看診。

- 嘴裡潰爛，可用白礬治療：將水溫熱後溶解白礬，時時用此白礬水來漱口，潰爛很快就會好。
- 嘴唇和嘴裡潰爛時，也可以常在嘴裡含蜂蜜；西瓜也可以治療口中的潰爛症狀，慢慢飲用西瓜汁就能好轉。如果冬天不能買到西瓜，可以趁夏天時把西瓜皮烘乾磨成粉備用，到時只要把西瓜皮粉含在嘴裡即可。

✪口臭時，早上起床先含一口乾淨的水，再吐出來，多漱幾次，就能簡單去除口臭。香瓜用於治療口臭也很有效：香瓜籽先磨成粉，再均勻混入蜂蜜中，做成櫻桃大小的藥丸，每天早上洗漱後含一粒在口裡融化吞下，就可治療口臭現象。

✪喝酒後，嘴裡散發酒臭味，柚子❸就可派上用場：嘴裡含片柚子，或是煮柚子水喝都不錯。

✪想治療舌頭腫大，可使用蓖麻籽。蓖麻籽榨出油後，用紙質燈芯霑蓖麻油燃燒，以煙氣燻舌頭即可。

【治療實例33】

口臭嚴重，還有鼻竇炎

患者是一名十六歲的女孩，口臭非常嚴重，舌面顯現斑駁的紋路。她罹患鼻竇炎已經有兩年左右，只要鼻竇炎症狀加劇，整個人就會十分疲倦，嘴裡出現一堆破洞。

「她的身體比較虛弱，曾經因為胃炎和腸炎而飽受折磨。來月經時，腰會痠痛，手腳格外冰涼。還有，她動不動就覺得全身倦怠，晚上一個人睡覺時，常常會覺得像『鬼壓床』一樣，全身動彈不得。」陪她同來的母親說。

❸不是台灣中秋節時吃的厚皮柚子，而是韓國人常拿來切片浸蜂蜜泡茶喝的黃色薄皮柚子。

先來看看這個女孩的長相。她的皮膚很白，嘴有點突出，嘴唇很薄且唇色不佳，身材乾瘦，連骨架看起來都很不結實。困擾女孩的口臭及鼻竇炎、舌面上的紋路及舌頭破洞等症狀，還有生理痛和鬼壓床等等，彼此之間都有關聯。其中最重要的症狀，是嘴裡的破洞和舌面上的斑駁紋路。從中醫觀點來看，舌頭是心臟的外在表現，因此當務之急便是要治療心熱。如此一來，不僅舌頭的症狀會消失，其他症狀也都會隨之好轉。

從這名女學生嘴唇薄且嘴有點突出的長相來看，可以知道她是屬於火體型的體質。火體型的人，體質與性格都與鳥類相似，十分敏感，不管做什麼事情都會想太多，這是性格上的一大缺點。這種人做事絕不馬虎，時常會累積許多壓力與煩惱。所以當然長不胖，身材都很瘦削。

治療心熱有好幾種處方，但對年紀尚小的人，最好使用「導赤散」或「十味導赤散」。配合這名女學生的體質，我選擇用「導赤散」為處方治療，果然得到了很好的療效。

【第八章】……從膚色看健康

身體無病無痛，膚色自然會滑潤又有光澤。但如果體力大幅衰退，或體內臟器生病的話，就會從臉色開始變差，全身的皮膚顏色也會隨之改變。膚色，可以說是觀察身體是否異常的一個明顯警示燈。比如說，臉色變得蒼白、常打噴嚏，表示肺部有病。臉色發黑、常打呵欠、感到不安焦躁，表示腎臟有病。眼底有黑眼圈、心跳劇烈、噁心想吐，則是所謂的「痰飲症」，表示人體根本的精氣心血不佳。

膚色不僅和我們體內的五臟六腑有關，和精神狀態也存在著密切的關係。看恐怖電影時，因為害怕，臉色會發白；大考當前，神經緊繃，臉色也會變得蒼白。還有，怒火衝冠，無法鎮靜下來的時候，臉色會發紅……

皮膚底下有體氣流動的靜脈，最外層與裡層也各有所謂的孫脈與絡脈等經絡通過。經絡內連臟腑、外絡肌表，使皮膚與身體形成一個合而為一的整體。因此，肌膚顏色不僅可以反映體內臟器的健康狀態，從個人先天的膚色還能診斷出各個臟器的功能強弱，據此來瞭解該注意哪些疾病。

◉膚色慘白色澤不佳的人

有時我們會看到一些臉色慘白、氣色很糟的人，如果臉色不能呈現原有的色澤而顯得慘白的話，就表示心肺功能有問題，醫書中亦有「心肺損而色敗」的說法。

所謂心肺功能不佳，以汽車來比喻的話，就是引擎不好。引擎為汽車的核心要件，如果引擎發生異常，就無法發揮正常速度，還會引發各類故障。人也是一樣。基本能源不足的話，就會時常感到疲倦、虛弱，全身功能無法正常運作。如果是小孩子，則會出現發育不良的現象，除了個子長不高外，像感冒一類的小病糾纏不斷，這被稱為兒童先天性虛弱。

但是吃錯藥時，臉色也會變差。一般來說，小孩如果發燒、流鼻水、咳嗽，大人通常會認定是感冒，而讓小孩子服用感冒藥。但在你這樣做之前，請先摸摸孩子的耳朵。如果耳朵很燙，那就是感冒無疑；相反的，如果耳朵很涼，就絕對不是感冒。耳朵涼，卻又出現類似感冒的症狀，那只是孩子在成長過程中出現的「轉大人」現象。換句話說，這並不是病，而是孩子們成長時必須經歷的自然現象。如果不知道這個事實，只是一味地給孩子吃感冒藥，孩子會因為無法抗拒強烈的藥性而導致心肺功能受損。以汽車為例，就是不停地給引擎加重負擔。如此一來，孩子的臉色就會變差，全身體力也會越來越虛弱。這是為人父母者不得不注意的事情。

【治療實例34】

陰道周圍長水泡，還會發癢

一臉愁容的宋小姐今年三十歲，未婚。她的膚色慘白、氣色不佳，臉上沒有一絲光澤。她說已進行丹田呼吸法三個月，又提到從其他醫生聽來的心因性、神經性、火痰等病因。宋小姐問我，是否真是因為那些原因，才會造成身體不適。

「也許是近年來養生之道太風行，才會冒出這類的半吊子醫生。僅憑一些草率的知識就做出判斷，反而會妨礙或耽誤到正式治療。所以，妳只要照實說出妳的症狀就好，不用理會那些醫生的說法，剩下的就交給我來判斷。」我要求她具體說出哪裡不舒服。宋小姐抱怨說，她只要多花點心神，就會覺得從頸部到胸部氣滯不通，很難受。她的消化情形也不好，還有頭暈、噁心、手腳無力等症狀，有時上下樓梯都有困難；後頸和脊椎有時也會發疼。

「大便順暢嗎？」我接著問她。「不，下腹很脹，肚臍周圍會痛，而且老是拉肚子。」綜合各種症狀，可以看出她的先天體質欠佳，因此腸胃原本就不好，而我更關心的是頸子痠痛現象。因為在中醫學裡，頸子部位相當於子宮。所以，我問她陰部是否長了什麼東西，還是陰部會不會發癢？「要說出來真的很不好意思，事實上，我的陰道周圍確實長了一顆小疙瘩。先前我曾到婦產科治療，但也沒有消失，婦產科醫生說原因不明。那裡常常會長水泡，還會發癢。」問到是否會痛的時候，宋小姐回答說，有時感覺像是蟲在嚙咬，有時又像是被抓搔的感覺。

像宋小姐這樣的未婚女子會出現這種症狀，一般都是因為子宮裡缺少陽氣，充滿了陰血所致。晚婚或獨居女子的身上，偶爾會出現一些普通人難以想像的症狀。「妳的脈象顯得很滯鬱，是否有什麼心事？」把脈後我問她。「那是當然的，我已經是個年過三十的老處女了。」她苦笑著回答。「花好才有蝴蝶來採，臉色先顧好，運才會開。如果妳想得到幸福的婚姻生活，當務之急就是先找回健康。」

對於子宮充滿陰血而頻頻抱怨各種症狀的這名患者，我開了「歸脾湯」、「補中益氣湯」和「柴胡抑肝湯」為處方，讓她交替服用。後來聽說宋小姐心境變寬之後，臉色也越來越好，陰道周圍的小疙瘩也在不知不覺中消失了。如今剩下的，就是碰上一個好姻緣了。

◉膚色發紅的人

臉色發紅，最可能的原因是心臟積熱所顯現在外的現象。心臟如果不停累積熱氣，會使心臟功能受損，如此一來，就會造成心臟病。中醫學認為，臉色發紅、動不動就笑的人，多半心臟有毛病。心臟不好，沒事就會覺得心跳劇烈，感到不安焦躁，健忘症也會逐漸變得嚴重。

心臟功能不好或有心臟病的人，夏冬時節要特別小心。夏季為心旺腎衰的季節，心臟運作旺盛，腎臟功能減弱。也就是說，到了夏天，心臟功能會自然而然強烈運作，那麼先天心臟就不好的人，必然會感到辛苦而疲累。冬季時，因為天氣寒冷，身體會不由自主地發冷，血管收縮，心臟就很難發揮既有功能。所以，因動脈硬化或腦中風而倒下的人，在冬季特別多。

臉色發紅，雖然主要起因於心臟，但有時也會因為濕熱或命門火衰（腎陽虛弱）而造成臉色變紅。濕熱大都發生在圓臉、肥胖或體毛多的人身上，因為體熱向上浮動，才會使得臉色變紅。如果是因為命門火衰而引起臉色發紅的話，則是因為體內元氣不足所導致。所謂命門❶，是指我們體內製造元氣的重要之處，簡單來說，就像是火箭的電池一樣。命門之火可以溫熱脾胃，有助於消化食物，如果這把火不夠旺的話，就無法吸收養分，製造元氣。沒有了元氣，當然身體就會變得衰弱，導致熱氣向上蒸騰。

［治療實例35］

臉色發紅，嘴乾舌燥

五十一歲的李女士因為臉色發紅、口乾舌燥而來院看診。她是教導哱囉舞❷和蝶舞等佛教儀式舞蹈的老師。

「教小孩子跳舞的過程中，需要花費很多精神，身體也感到很疲倦。因此，常常覺得不耐煩而發脾氣。此外，我上課時必須不停說話，也經常感到口乾舌燥，而且臉還會發紅。」我問她是否會有倏燒倏退卻不流汗的症狀，李女士回答，兩年前曾經出現這

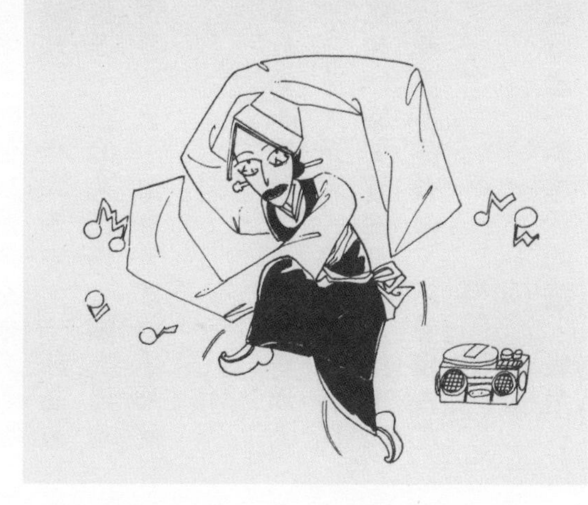

❶ 關於命門在人體的位置，見解不一，有一說是在兩腎之間，或指兩腎而言。
❷ 哱囉舞是朝鮮的佛教舞蹈之一，以梵唄伴奏，兩手持哱囉（鈸）對打的舞蹈。

種症狀，但近期沒有發生過。取而代之的是，化舞台妝時，因為皮膚乾燥而無法上妝。李女士也抱怨她的眼睛常常充血。根據中醫理論，所有的眼疾都是因為火氣所引發。看來，李女士的病應該是心火所導致。「妳本來的個性是不是很容易緊張不安？」「沒錯。有時也會因為害怕別人發現我的缺點，而焦躁不安。」顯而易見的，這是因為思慮過多所引發的病症。像這樣過度擔憂，很容易損傷心臟，因而造成口乾舌燥的現象。再者，心臟功能受損，雖然會常發脾氣，但也常常動不動就笑，情緒波動很大。

仔細觀察李女士的臉，發現她的印堂周圍冒出了一些紅紅的小顆粒，這些也是因為心裡不安所產生的。看來，要先從安定患者不安的心神下手才是。「只要吃了我開立的藥方，妳就會覺得這個世界原來這麼美好。但要記住一點，這個世界是按照既有的軌跡在運轉，每個人只要用心且努力生活就行了，凡事不能強求。不管別人怎麼看，都沒必要太在意，也沒必要為了苛求完美而耗盡心力。」

為了幫李女士撲滅心火，安定她的心神，我以「清心溫膽湯」為處方治療。服用一劑之後，在李女士回診時，臉上的紅顆粒已經少了一大半。據她表示，服藥後心裡平靜舒坦多了。

【治療實例36】

肛門頻頻變窄惹的禍

在德國留學的曹先生，短暫回國期間，被母親拉到醫院來看診。他的臉色發紅，尤其是顴骨部位像是塗了朱紅色粉蠟筆一樣潮紅。

「顴骨部位的紅潮，表示你的健康狀態不好。」我跟他說。「是嗎？但別人都說我臉色紅潤，看起來氣色不錯呢！」一般人的看法當然和醫生不同。身為醫師的我認為，顴骨部位泛紅並不是什麼好徵兆。看診時，病患長相的每一個部位，都是診療時的重要線索。光看顴骨部位的紅潮，我馬上就知道這名男病患還在新婚階段。

「你剛結婚沒多久吧？」我問他。「是的，才八個月左右。」曹先生回答。「那還算是新婚階段呢，人生最好的蜜月期。具體來說，請問你到底哪兒不舒服？」「呃，不是哪裡特別不舒服，只是如果多花點心思，後腦勺就有種往一邊倒、嗚嗚作響的感覺，有時我都懷疑腦子裡是不是裝了個時鐘。還有，德國那兒的醫生說我患了一種肛門變窄的病，要我動手術。但是要在人生地不熟的國外動手術，還是怕怕的。所以我只拿了藥吃，現在已經好很多了。」於是我問他如今感覺如何？「一旦身體感覺疲倦的時候，那種症狀又會出現。肛門就像針扎似的發疼，硬擠出大便時，也會有血絲夾雜而出……。對了，汗也流得特別多。」

「服藥時，同時請節制一下性生活。」看完診後我叮嚀他。很多人會奇怪，性生活和這名患者的毛病會有什麼關係？這名病患因為性生活頻繁，才會出現因陰虛火動而導致的各種症狀。顴骨部位的紅潮、多汗，都是因為相同原因而引起。我為曹先生開了「滋陰降火湯」治療。因為他馬上要回去德國，所以本人無法告知治療結果。但過了沒多久，他的母親又來到醫院找我。「我兒子打國際電話回來，要我再多寄些藥過去，他說效果非常好。」

◉膚色白皙的人

臉色白皙的人，容易罹患呼吸系統的疾病，這是因為五臟中的肺臟對應五色中的「白色」。膚色白皙的人只要吹點風，必定噴嚏連連、咳嗽不止。在冷涼之處待太久的話，也會出現同樣情況。

這種現象顯示膚色白的人很難適應外氣，也就是外面環境。因此膚色偏黑比膚色白的男性，更適合外務較多的工作。這也符合中醫「男人皮膚要黑，女子皮膚要白」的道理。不同於男性在外奔波工作，傳統觀念認為女性應該待在家裡相夫教子，因此女性膚色白皙更適合這種生活。不過，如果是先天膚色就偏黑的女性，其本身體質還是更適合多跑外面，而不適合待在家裡，對於健康也比較好。

膚色白的人因為肺功能異常，容易變得憂鬱、愛哭，還會常出現倏燒倏退的寒熱交替現象。瑟瑟寒風吹起時，會感覺到肚臍右邊的脈動（緊張或不安時，與心臟連接的腹部動脈會比平時跳得更強勁的一種現象）。此外，臉色白皙的人汗會流得較多，身體變涼或喝太多冷水時，肺部馬上會出問題。因此最好不要長時間吹冷氣，也盡可能避免喝冷飲。像啤酒一類要冰涼後飲用的飲料，都最好不要喝。

【治療實例37】

過敏性鼻炎，最怕換季

每到換季就特別猖獗的疾病之一，便是過敏性鼻炎。尤其近來大氣污染嚴重，呼吸系統疾病更是日趨加重。前來求診的趙先生今年三十七歲，便是因為過敏性鼻炎，每到換季就很難受。

趙先生的膚色很白，臉形長得方方正正。「我來看鼻子的毛病，因為過敏性鼻炎的關係，已經難受了好一陣子，現在變成鼻蓄膿了。先前動過幾次手術，但還是鼻塞，不停流鼻水、打噴嚏。」趙先生說，包括雷射手術在內，他已經動過三次手術。他還表示，從二十年前起，只要久坐在地板上，右邊肋骨下面就會痠痛，無法再坐下去。

「你的腰還好嗎？」我問他。「腰也會抽痛。吃飯時，肚子還會脹脹的。不只鼻子，連嘴巴裡也常覺得很乾。」趙先生說，流鼻水和打噴嚏的症狀，待在陰涼處時會變得更嚴重，一天中氣溫最低的清晨，是他最難受的時刻。他描述的這種種症狀都是因為無法適應寒冷與風吹等外氣所致，主要出現在像趙先生這種膚色白的人身上。尤其趙先生時常有口乾舌燥的現象，更表示其體液不足。因此必須使用可以補充體液的方劑，慢慢培養出能夠適應換季期的氣力，那麼不舒服的症狀便會消失。此外，趙先生在診療過程中一直不停地揉著鼻孔，中醫有「鼻為肺竅（肺的門戶）」的說法，因此不停揉鼻孔的人，可以視為肺臟欠佳。

由於這種種因素，造成趙先生數年來飽受鼻炎所苦。我為他開了適當加減成分的「加味補肺湯」為處方長期治療。出乎意料的是，他才服用了兩劑，所有症狀就幾乎消失了。因為這名患者膚色白皙，我看出他很難適應寒冷氣溫，加上他求診時不停揉著鼻孔，由此判斷出他肺功能不良，這個治療實例可以說是「望診」的一個很好例子。

【治療實例38】

汗流很多，早上咳嗽更嚴重

肌膚細白、有張圓臉蛋的十歲小女孩來到醫院看診，表面看起來是個壯實健康的孩子。「這個孩子看起來雖然很健康，實際上卻非如此。早上起床老是咳個不停，鼻子也不好，以前還得過鼻蓄膿。雖然去看過耳鼻喉科，但只有在治療時情況才有些好轉。一吹到冷風，同樣症狀又會反覆出現。醫生，這沒辦法根治嗎？」媽媽看起來很煩惱。

我問起這孩子是否流很多汗，媽媽回答說這孩子流起汗來就像下雨一樣。鼻水雖然不多，但有時會有鼻塞症狀，十分難受。我向媽媽說明：「像她這樣肌膚細白、圓圓胖胖的小孩，表面看來雖然開朗健康，但先天體質卻很虛弱，很容易就感到疲累，也因為無法適應外在氣溫的變化，而有多汗症狀。所以只要稍微吹到冷風，馬上就會鼻塞，天氣一變熱又會汗流浹背。」

「那麼，早上咳嗽加劇又是怎麼回事呢？」媽媽問我。「人體的陽氣在早上會向上升起，而這孩子因為力氣不足無法讓陽氣上升，所以一到早上就開始咳嗽。」這種情況若是發生在成年男子身上，幾乎可斷定不會有早晨勃起的現象。由於體氣無法延伸到全身，早上起床時，會感覺身體沉重、肌肉緊繃。碰到這種情況，如果只是以為鼻子不好而加以治療的話，雖然表面症狀似乎很快就獲得緩解，但只是治標不治本，相同症狀會反覆發作而繼續受苦。

這孩子的情況，必須補氣，培養可適應季節變化的氣力才行。所以我投以「加味補中益氣湯」的處方，療效令人滿意。

◉膚色發青的人

臉色青黑的人要小心肝病。事實上，要判斷患者是否臉色發青，連專業的中醫師也很難百分百確定。膚色發青的人特別愛乾淨，只要哪裡稍微不乾淨，心裡就覺得不舒坦，整個人都不對勁，一定要馬上整理乾淨才行。一般患有潔癖的人多半屬於此種類型。膚色發青的人對味道也特別敏感，還有愛發脾氣的傾向。

這種人會感覺得到肚臍左邊的脈動，用手觸摸時會覺得硬而發疼。小便過後，也時常覺得沒尿乾淨，還會有便秘的傾向。此外，膚色發青的人很少運動四肢，已到了懶得動的程度，還會常常發生手腳痙攣的情況，下腹或肋下也時有抽痛。如果肝臟功能日漸不佳，會陸續出現視力模糊、聽力衰退等現象，心裡也會焦躁不安，似乎有隨時會被捉走的恐慌感。

這類體質的人要特別注意養生之道，因為「盛怒傷肝」，所以要避免暴怒發火。七情中最忌諱的就是大發雷霆，一旦發火，體氣就會上竄，很容易傷肝。還有，萬一不慎從高處摔落，身上有瘀血的話，必須趕緊治療。從季節及五行來看，春天是保養肝臟最好的季節，而秋天則是對肝臟最不利的季節，因為五行中肝屬木、春屬木，而秋屬金，金會剋木，所以對肝臟不好的人來，秋天是最難受的時期。

◉膚色暗黑的人

有些人的臉色或全身膚色天生就暗黑，即使沒有曬太陽也不容易白皙。這種膚色暗沉的人，要小心腎臟毛病。腎臟功能虛弱，骨頭會時常感到疼痛，嘴裡還會產生嚴重的口臭。此外，常常沒吃什麼東西就覺得飽脹，後頸僵硬疼痛，還會受便秘所苦。尤其是體力大幅衰退之際，心裡便會感到焦躁不安，動不動就很害怕，會時常無來由地感到害怕，有可能是因為腎虛所引起，也有可能是膽虛所造成。

就季節來說，中國明代醫家張景岳說：「春應肝而養生，夏應心而養長，長夏應脾而變化，秋應肺而養收，冬應腎而養藏。」因此冬天是養腎最好的時節。至於炎熱多濕的長夏❸，則是對腎臟最不利的季節。所以腎臟不好的人，到了夏天，會比在其他季節更難受，此時必須多注意健康管理。有益腎臟的食物與藥劑，包括：鹿茸、五味子、覆盆子、菟絲子、山茱萸、六味地黃湯、溫腎散、加味八味湯等。平時多吃豬肉、栗子、黑豆、黑芝麻，也有補腎的功效。

【治療實例39】

三天兩頭就感冒

每年一到換季時節，兒童感冒患者就會擠滿診療室。來看診的兒童大部分是因為服用過感冒藥而不見好轉，有的甚至已拖了一個多月。即便是感冒，病因也有很多種。有些小孩看起來的症狀像感冒，但實際上卻不是，因此必須仔細觀察孩子的體質和症狀，才能對症下藥。

「你幾歲了？」「六歲。」不知道是不是病得太久，小朋友有氣無力地回答。「他三天兩頭就感冒，看小兒科就跟進我家客廳一樣。最近只要稍微跑一下，就汗流浹背，十分難受。一年前聽說吃中藥可以增加體力，就連續讓他吃了加鹿茸的三帖中藥，但還是沒什麼效果。」媽媽心疼地看著自己的孩子。

這個小孩整年小病不斷，似乎很嚴重，讓旁邊的媽媽十分擔心。我先針對感冒詢問具體的症狀。「幼兒時期，他每次一發燒都快四十度，常常得掛急診。後來慢慢長大了，發燒情況沒有那麼嚴重，卻變成咳得很厲害，令人看了好心疼。鼻子乾乾的，鼻涕很濃很多。昨天還去看過耳鼻喉科，就是好不了。」媽媽還說，咳嗽症狀晚上比白天嚴重，不管傳染上哪種感冒，最後都會變成咳嗽不斷。

從以上所描述的各種症狀，加上綜合把脈、長相的結果來看，我判斷這孩子不是患了感冒，而是因為體質關係，出現與感冒類似的症狀。「他不是感冒了。妳可以先摸摸他的耳朵，如果耳朵發燙，那才是感冒，否則就不是。還有，從咳嗽時不是斷斷續續，而是一下子全湧上來，以及晚上咳得更嚴重來看，正是中醫所稱的夜咳，這是由於體質關係所引發的症狀。」

大部分的媽媽，只要孩子咳嗽、發燒、流鼻水，都會以為是感冒。但如果耳朵沒有發燙，就不是感冒，誤當成感冒治療，當然不會痊癒。尤其是這個小男孩膚色暗黑，只要生病，病邪便很容易入侵腎臟。一旦疲倦或身體不好的時候，嘴裡會發出

❸長夏是指夏季末、夏秋之交的多雨季節，大約是在農曆七月左右。

焦糊味，還會便秘及流冷汗，同時很容易受到驚嚇。當我向小男孩的媽媽詢問是否有這些症狀時，媽媽很驚訝地反問我，都還沒把脈，怎麼知道得如此詳細。

「俊浩的個性很好動，才會出現這些症狀。等下我幫妳開藥，請按時讓他服用。先給他吃十帖，吃完再請妳過來一趟。」我按照小男孩的體質以加味「滋陰降火湯」為處方治療。不久後，孩子的母親又來醫院，說咳嗽已經止住，汗也不再流得那麼多，又拿了十帖藥回家。

【治療實例40】

老覺得提心吊膽，惶惶不安

從坡州遠道而來的宋小姐，三十五歲，皮膚非常黑，頭髮粗而無光澤。從她顴骨突出的長相來看，可以知道她的個性十分敏感。

「我心裡老覺得忐忑不安，即使坐著也喜歡縮成一團。凡事提不起勁，家事也懶得做，連和朋友見面都覺得沒什麼意思。」宋小姐說，每當她覺得心裡不安時，就會喝上一兩杯酒，喝酒後就會覺得比較舒坦。這種症狀已經持續三年左右，單獨在家時覺得很煩躁，但現實情況又不容許她外出，因此她感到十分痛苦。「總覺得很悶很煩，胸口揪成一團的感覺。稍微站著做點事，下腹就會隱隱作痛，腰也會感到痠疼。有時後頸會緊繃，肩膀像被壓迫似地發疼。」聽起來似乎全身無一處不痛。

從中醫觀點來看，如果女性皮膚黝黑，表示腎水氣不足。因此，宋小姐的所有症狀都因為腎臟功能不佳所引起。醫書記載，腎虛的話，心裡便會感到焦躁恐懼。而且腎臟不好，也會出現骨髓痛、大便困難、頭暈目眩等症狀。

一開始，我因為宋小姐似乎有痰飲現象，而判斷為怔忡症，因此在「二陳湯」中加入茯神、檳榔、麥門冬、木香為處方治療，但卻不見顯著的效果。從而，再度判斷宋小姐的症狀乃起因於腎虛，也就是陰氣不足，改以「滋陰降火湯」來治療。長期服用的結果，病情如預期的逐漸安定了下來，全身各處的疼痛症狀也大有好轉，宋小姐還為此特地跑到醫院表達謝意。

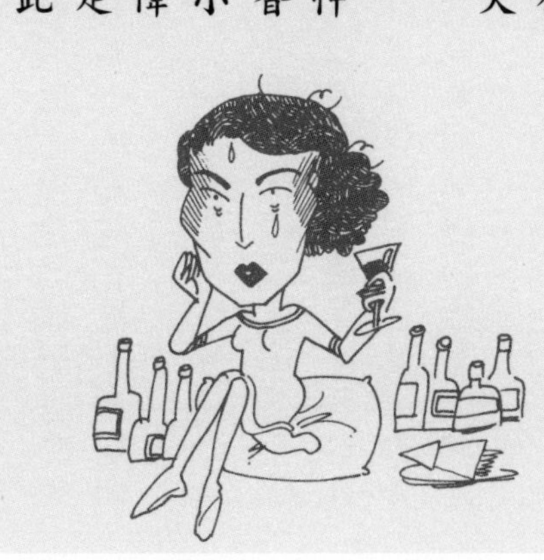

◉膚色蠟黃的人

臉色蠟黃、常打飽嗝，是因為脾病所致，表示脾臟有問題。平時從臉色到全身膚色都顯得蠟黃的人，常會發生脾臟疾病。中醫認為脾胃互為表裡，因此脾臟功能不佳，也可視為「脾胃不好」，一般在肚臍部位可以感受到動悸❹，按壓該處，還會有類似疼痛的感覺。此外，脾胃不好的人，都會有食欲不振、腹脹、消化不良、身體沉重等症狀。由於脾主肌肉及四肢，因此脾臟不好的人，手腳便會無力，老躺著不動，關節也會疼痛。

❹動悸即虛裡部位跳動不安，正常時，腹部動脈的搏動是不易察知的，在神經敏感的狀態下才能感覺到搏動感。

如果肝臟不好、脾臟又不佳的話，就稱為「脾風」，會出現黃疸、腹內積熱、胸口煩悶等症狀，全身都變得蠟黃。

可滋補脾臟的食品，包括：紅棗、柿乾、粟米、黑麥芽糖、糯米、牛肉、鯽魚、冬葵等。紅棗能補脾臟、益中焦（指橫膈膜以下、肚臍以上的身體部位），將紅棗水煮後，只取中間的棗肉製成藥丸服用，有健胃整脾的功效。

[治療實例41]

腿沒力氣，吃得少

五歲小男生緊緊抓著媽媽的手走進診療室。

「小帥哥哪裡不舒服啊？」我一面摸著小男孩的頭，一面問他。旁邊的媽媽擔憂地回答：「不管給他吃什麼，都吃得不多，腿很沒力氣。只要一感冒就會拖上好幾個禮拜，鼻子也會腫起來。」

這個小男孩的個頭小，不像是個五歲小孩。聽媽媽說，他四歲以後體重就沒再增加，而且吃得少，老是喊腿痛。從孩子臉色蠟黃、腿痛，以及不愛吃飯等症狀綜合來看，可以知道他的脾胃功能不好。臉色帶蠟黃，就是脾胃不佳的明顯標誌。脾胃不好，自然手腳無力，身體日漸虛弱。這是因為掌管四肢及肌肉的體內臟器，就是脾胃。

「從體質來看，這個孩子脾胃先天很不好。因此他才會不愛吃飯，腿也沒力氣。只要能夠滋補脾胃功能，自然個子會長高，身體也會變得結實。」我解釋給媽媽聽。「那麼，您會在藥方裡面加入鹿茸嗎？」一般人都以為鹿茸對任何體質的人都有益處，其實不然。不只是鹿茸，任何再好的藥材，都必須適合個人體質才能見效。所以，我主要針對這孩子食欲不振的毛病來治療，開立「養胃進食湯」的處方。

為人父母看到孩子不愛吃飯，一副病懨懨的樣子，當然會很煩惱。但是孩子不愛吃飯，一定有其原因，必須掌握其原因對症下藥，不能用強迫方式逼孩子進食。

【治療實例42】

體力衰弱，記憶力也衰退

越是想做大事的人，就越要注重身體健康，這是任何人都明白的道理。但現實上，卻很少有人能身體力行。尤其是準備考試的考生，由於精氣神的消耗更要特別注意健康。這次來看診的患者是三十三歲的韓先生，他就是因為全力準備考試，而讓身體亮起紅燈。

韓先生的身體原本就不好，在第二階段考試的前一晚，因為太緊張而無法入睡，第二天就在一夜未闔眼的情況下去應試。觀察他的臉，就可發現一臉的蠟黃與倦意。「我最近常常處於疲倦狀態，神經緊繃，還加上失眠。記憶力也日漸衰退，變得很健忘。」他無奈地說著自己的諸多症狀。

「早飯吃得多？還是晚飯吃得多？」我問他。很多人都不吃早餐，晚餐卻吃得很豐盛，這是非常不正確的飲食習慣。古語云：「朝飯夕粥」，就是強調養生保健一定要早餐吃得好，晚餐吃得少。「你最要注意的是胃腸病。」我把結論告訴他。

把脈結果，發現韓先生的病脈落在大腸，這表示早上起床不覺神清氣爽，好像越睡越疲倦，而且有視力模糊、腦袋不清、後頸緊繃、肩頭痠痛、背部抽痛等症狀，手腳也不好。此外，患者的手一片冷涼，這就是他經常感到疲倦的原因。如果使用方劑治療，在正確的時刻對症下藥，就如同給沒油的汽車加油一樣，應該馬上就能恢復健康。

韓先生並沒有覺得哪個地方特別不舒服，他的許多症狀全是因為虛弱引起，所以我讓他服用「加味大補湯」來治療。

【第九章】……從骨骼與牙齒看健康

骨骼是骨髓聚集儲存之處，骨骼有毛病時，通常會顯現為骨頭痠痛。骨頭痠痛症狀，是由於骨頭中的骨髓不足，冷空氣鑽進骨頭中所顯現而出的現象。因此，想要骨頭強健不痠痛，骨髓就必須充足才行。人體製造骨髓的臟器，就是腎臟。

◉腎臟與骨骼的關係

按中醫理論，腎是「先天之本、生命之根」，是人體貯藏精氣的一個「造強器官」。腎「主骨生髓」，可以製造骨頭，讓肌肉結實，強化人體骨骼。在腎功能中最重要的作用之一，便是生殖與成長；而強健骨骼，也是腎的重要功能之一。腎臟衰弱的人，容易因腰部骨刺或腰痛而深受折磨，有的人還會手腕或腳踝無力，經常扭傷。因此，如果沒有什麼特別原因，卻老是碰上這些症狀的話，或許就該檢查腎臟方面有沒有問題。

骨頭有問題，便無法久站，走路時腿會發抖。此外，耳朵也會變得乾燥，彷彿黏了污垢一般毫無光澤。骨頭出問題、耳朵色澤變差，是因為骨頭與耳朵都是腎臟系統的組成部分。因此，耳朵大或耳朵色澤不佳的人，很容易因為腎功能異常，而罹患骨頭方面的疾病，必須特別小心。

骨骼毛病多在腎氣積熱的時候產生，也可能因為外在環境中的涼風、濕氣、寒冷而罹患。腎氣如果積熱，腰背就無法正常伸展，骨頭乾燥，骨髓減少，從而感到疼痛。還有，若遭外在環境中的惡氣所傷的話，骨頭便會痠痛；尤其是因寒冷而受損或熱氣鑽進骨頭，其嚴重痠痛的程度，是其他疼痛所無法比擬的。像這樣病入骨髓的情況，即便使用藥物也很難治癒。

顴骨突出、骨架大的人

仔細看看因腰部骨刺或手腳骨痛而飽受折磨的人，大部分臉上的顴骨都很突出。在中醫學裡，顴骨被視為骨頭的根本。顴骨大，表示身體的骨骼也粗大；顴骨小，身體骨骼也小。按照形象醫學的說法，顴骨突出、骨骼粗大的人，屬於先天筋骨強健的體質，因為精力充沛、生命力旺盛，必須隨時都有事情做；這種體質無法忍受無所事事、安坐一處。然而，正是因為這種個性，很容易導致過勞，也因此招致病痛上身，此即中醫所說的「勞倦內傷」。換句話說，因為過度勤勞工作的性格，導致骨髓流失，才會出現骨頭疼痛的症狀。

骨骼粗大的人，在年輕健康時，不會發生什麼大問題，反而常被稱讚身體強健。但一旦上了年紀，身體日漸衰弱，病痛就開始找上門，就像機器不停運轉，很快就會故障，道理是一樣的。此外，車子越大需要消耗的燃料越多，骨骼粗大的人也需要更多骨髓、腦髓和水分，因此容易罹患與此相關的各種疾病。

其中代表性的疾病首推骨質疏鬆症，會陸續出現全身關節痠痛、容易骨折、關節退化、腰背疼痛、後頸緊繃、肩膀痠痛或骨髓病痛等症狀。在日常飲食方面，容易有飽脹感及消化不良的毛病，時而出現像便秘一樣，如廁時總覺得解不乾淨。此外，還會常常頭暈、耳鳴、早生華髮，稍微站一下，小腿肌肉就覺得疲乏或抽筋，這些都是骨骼粗大者容易出現的症狀。

建議這一類型的人可以攝取具有強化骨骼作用的中藥材或食品，例如熟地黃、五味子、鹿茸……，食補則可多吃黑豆、黑芝麻等黑色食品。

【治療實例43】

骨質疏鬆症太早找上門

今年六十歲的金女士來院接受骨質疏鬆症的治療，她身高一五〇公分左右，體重五十三公斤，身形看來稍微圓胖，膚色很黑。「更年期來得很早，大概三十歲就停經了。可能就是這樣，我的腿彎了，早早就罹患了骨質疏鬆症。」患者還說，前年走路時，不小心腳拐了一下，結果竟然傷到了膝關節，還開刀治療。

「除了膝蓋手術，您還動過其他手術嗎？」我問她。「其他手術也動過幾次，為了我女兒，我捐了左邊的一顆腎臟給她；還有子宮也動過手術，去年突然鈣質大量流失，檢查後發現副甲狀腺長了瘤，因此動了切除手術。」

金女士的膚色很黑，從中醫觀點來看，皮膚偏黑的人先天腎臟就不好；而腎臟不好，骨骼方面就容易出問題。這是因為「腎主骨」之故，腎精充足，才能促進骨骼生長及修復。金女士由於腎臟不好，才會導致骨骼出現毛病。再說，她還動過捐腎手術，在腎氣不足下，骨質疏鬆症自然會提早報到。雖然剩下一個腎臟也能正常生活，卻不能視為完全健康的狀態，因此必須多方注意。特別是夏季期間，腎臟不好的人更要特別調養身體，否則腰骨痠疼、膝蓋疼痛、後頸緊繃、肩膀痠痛或頭暈目眩等症狀會變得更加嚴重，鈣質流失的情況也會加劇。

滋補腎臟的基本藥劑有腎氣丸、六味地黃丸、八味丸等，但這些藥劑比較適合沒有動過手術的人來服用。金女士動過左邊的捐腎手術，必須使用「左歸飲」來治療，只要服用一段時間，各種不適症狀會消失，全身健康情形也會好轉。

【治療實例44】

氣力流失，白天老是打瞌睡！

身材乾瘦的徐先生抱怨自己整個人氣力流失，白天總是忍不住想打瞌睡，卻找不出原因。他的體質屬於陽盛陰虛形，這是以骨骼為主的體質。

首先，為了找出患者所抱怨的白天頻頻打瞌睡的原因，我問了他幾個問題。「你應該是做事不能馬虎、一直操勞不停的個性吧？」徐先生驚訝地說：「沒錯，不管是我或別人，只要閒閒沒事做，我都會無法忍受。即使是別人的事，如果我感到不滿意，也會直接干涉。」我進一步診斷：「你很少睡得很沉，而且似乎無法應付好性生活，有些勉強的跡象。」這下患者更驚訝了，他反問我：「你怎麼知道？」

體質屬於陽盛陰虛形的徐先生，不管怎麼吃都不會胖；而且處理事情很獨斷、工作認真勤奮。但身體也因此而出了毛病，一旦生起病就不能小覷。即便表面沒有明顯的症狀，但其實病症已經深入體內。徐先生還抱怨他的喉嚨常卡痰，長時間工作後，腰部無法打直，膝蓋有時也會發疼。此外，他的食欲也不好，汗尤其流得多。在這些症狀之中，多汗症狀是非常不好的徵兆。乾瘦體質的人，汗不應該流那麼多才對。汗多，表示體內的體液一直向外流失。人體的體液就如同汽車的汽油一樣，徐先生因為體液流失的關係，才會導致腰肩痠痛、皮膚乾燥、喉嚨卡痰等多種症狀。因此，為了補充他的腎氣，我開了「加味腎氣湯」為處方治療。

「這藥是為了幫你的骨髓加油，因為你的病已經深入體內，請務必堅持服用下去，才能見到效果，病症也才能根治。」開好藥後，我特別囑咐他。

◎[治療實例45]

便秘讓人痛苦萬分

只進不出，當然會很難受，尤其對老年人來說，大小便的狀態對全身健康有莫大的影響。老年性便秘是體液枯竭導致的現象，由此還可能引發中風或罹患老人痴呆症，千萬不能延遲治療。

要注意的是，千萬不要為了盡快解決便秘問題，而隨便給氣力衰弱的老人吃瀉藥。

因為這麼一來，反而會導致胃氣受損，五臟六腑的功能下降，難以再度恢復。最好的治療方法，便是堅持服用能補充體液的「補陰藥」：按照本身的體質，堅持服用「加味補中益氣湯」或「補陰益氣煎」、「疏風順氣丸」、「加味四物湯」一類的藥劑，全身健康就能好轉，排便自然也會順利。

七十二歲的全老太太因為老年性便秘，而感到萬分難受。她的顴骨明顯突出，骨架粗大，耳朵也大。長相好看的全老太太抱怨消化不良、便秘很嚴重，咳嗽和痰一直沒斷過。全老太太的情況，從骨架粗大這點來看，我判斷是因為構成骨頭的養分（即精髓與骨髓）不足，才會出現上述這些症狀。因此，我以「加味地黃湯」為處方，讓她連續服用三個月。全老太太回診時高興地說，服藥後大便很順暢，痰也少多了。

要預防這類老年性疾病，必須觀察老人家的大小便狀態，有任何異常情況時，必須及時治療。以下介紹一道可以解決便秘問題的養生粥品「蘇麻粥」，可以在家自己動手做：將蘇子❶與麻子仁❷等量磨成粉後，加入米磨成的米粉一起煮成粥。長期食用，可解決便秘問題，身體也會越來越輕盈、健康。

◉牙齒健康與腎氣的盛衰有關

骨質受損，牙齒根基也會一日不如一日，導致齒牙動搖、牙齒痠痛等各種不適症狀。牙齒是骨骼的外顯表徵，也歸腎臟主管。一般認為，巧克力、糖果一類的甜食對牙齒不好，要避免多吃，其實這個觀念同樣適用在強健骨骼上。因為多吃甜食，會造成骨頭疼痛，血液流失。

牙齒和骨骼直接受到腎臟影響，小孩大概到了七、八歲時，恆齒就會取代乳牙，這個自然的變化便是由腎氣所完成。女孩七歲、男孩八歲，腎功能轉趨旺盛，值此之際，牙齒便會由乳牙換成結實的恆齒。一直到四十歲左右，因為腎功能日趨衰弱，牙齒的健康情況也會開始走下坡；而到了六十五歲前後，就會開始掉牙。因此，在孩子開始換牙時期，除了記得要多補充鈣質之外，也要注意強化腎臟功能，這是想要擁有一口強健牙齒絕對不能忘記的事情。

腎氣不足導致的牙齒疾病中，首推牙齦受損、牙根外露，最後導致牙齒動搖。而牙縫變大，也是因腎功能日衰所造成。很多時候，牙痛也是因為腎虛所致；但也可能是因為瘀血、涼氣或蛀牙造成。牙痛難忍的時候，絕對禁止食用麻油一類的油品或乾辣椒，如果不遵守此禁律而食用，會使症狀加劇，就算暫時止住牙疼，但過沒多久又會復發。

日常牙齒保健法

不管是什麼毛病都一樣，預防重於治療，牙齒也應該在平日裡就注意保養。如果能照下面所說的去做，不只是牙齒，對全身健康都同樣有很好效果：

✪每天早上起床後，將少許食鹽溶在溫水中，含在嘴裡摩擦牙齦。然後吐掉鹽水，上下牙齒叩齒一百次。輕輕叩齒即可，不需要太用力。

❶蘇子，指紫蘇乾燥的成熟果實，味辛、性溫，有降氣消痰、止咳平喘及潤腸等功能。
❷麻子仁，大麻的成熟種子，有通便潤腸功效。

✪吃完東西後，用綠茶茶葉浸泡的濃茶水漱口，可去除嘴裡味道，並將卡在牙縫裡的食物殘渣清除乾淨。尤其是牙縫卡肉屑時，用茶水漱口後，肉屑會自然從牙縫中掉落，就沒必要再用牙籤剔牙。

✪早晚靜坐時，建議上下牙叩齒，這個方法對清醒頭腦有很大的幫助。

【治療實例46】

牙齒發黑也有問題嗎？

現年十六歲的韓小妹，四個月大時腳就向內彎，一隻腳無力。在綜合醫院檢查的結果，判斷為缺乏肌肉組織所造成，隨著年紀漸長，這個毛病自然而然好了，現在幾乎與正常人無異。最近她卻因為嚴重的頭痛與頭暈症狀，來到我們中醫院求診。「頭痛且有沉重感，還有，如果能再長高一點就好了。」她說。

仔細觀察患者說話的樣子，一眼就可發現她的牙齒比一般人要黑，而且臉很容易發紅，頭的比例偏大，臉上還長了很多像青春痘的東西。總之，這些症狀看起來是腎氣不足。於是我針對這點詢問相關症狀：「平常腰不太好吧？」「沒錯，一覺起來，腰會覺得痠疼；而且疲倦時，會有口臭。」

我再追問：「偶爾也會頭暈嗎？」「是的，暈起來時就像天旋地轉。」「有沒有便秘？」「不是很嚴重，但總覺得解不乾淨。」韓小妹對於我一一說中她的症狀，臉上帶著驚訝的表情。

韓小妹的情況是腎功能衰退、腎氣不足所引發的病症。按中醫理論，牙齒屬腎，因此牙齒變黃發黑，表示腎臟不好。而腎臟不好，骨骼發育也不會好，當然不容易長高。此外，腎調節水氣，腎水不足，大便就會不清爽，也容易上火，因此臉部才會發紅。想要強健骨骼，必須用藥滋補，我以「六味地黃丸」為處方治療，效果顯著。

【治療實例47】

老人家久治不癒的牙痛

許多老人家常因為牙疼而無法正常飲食，人一屆老年，體內所有功能都會日漸虛弱，一旦哪裡出現疼痛症狀，短時間很難治癒，尤其是牙痛更難治療。因為如前所言，牙齒是人體骨骼的一部分，同樣與腎臟有關，要治療腎功能日漸衰退所引起的牙齒毛病並不容易。

不久前，我接到高中同學的來電：「我母親牙疼得厲害，去牙科看了好幾次都沒好……」看著高齡七十歲的母親那麼痛苦，他不知如何是好，所以就打了電話向我求助。我請他帶母親過來醫院看看。幾天後，同學的母親出現在診療室。

「聽說你是我兒子的朋友。我牙疼，吃不下東西，也睡不著。我一個人難受就算了，連孩子們也跟著受苦，

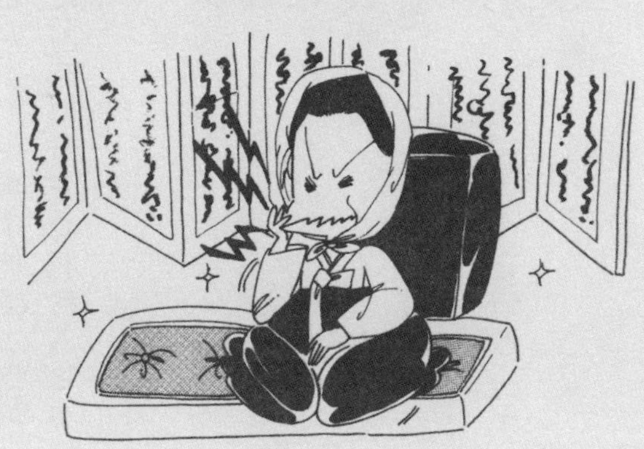

心裡很過意不去……」老母親說，雖然她去牙科做過根管治療，也抽了神經，但只有當時稍微好了一點，過後牙痛還是沒消。接著，我再仔細詢問好友母親的其他症狀。她說，很久以前就有腰痛的老毛病。

通常中醫治療牙痛會使用八味丸、獨活散、清胃散、烏地丸等藥劑。然而，我判斷好友的母親是因為骨骼脆弱才引發牙疼，換句話說是因為腎元日虛，才導致牙疼久久不癒。因此，必須滋補腎臟才是治本之道，所以我為好友的老母親開了一劑「八味丸」。過後好久，我都忘了這件事，直到接獲朋友的致謝電話。「最近我母親已經不再抱怨牙疼了，飯也吃得下，腰疼也好多了。真是謝謝你，下次請你吃飯。」

所有的疼痛都其來有自，必須知道根本原因，對症下藥才能治癒。老人家頑固的牙痛也一樣。

【第十章】……從肌肉看健康

我們常說筋肉疼痛或筋肉緊繃，通常把筋肉視為一體。然而在中醫學裡，筋與肉是不能相提並論的，筋是筋，肉是肉❶。膝蓋無法正常伸曲，或所謂「抽筋」的痙攣現象，都是因為筋的作用不佳所引起。而一個人的胖瘦，則與肉的問題相關。

◉肝主筋，肝血充足才能養筋

區分筋與肉，在減重時非常重要。好的減重，減的是全身的肉，讓身材變得苗條，同時還能維持身體健康。若一心只想變瘦，而盲目挨餓不吃或運動過度，肉或許會少一點，卻傷害到筋，減重不成，反而讓包括膝蓋在內的關節抽痛，也會經常抽筋。手腳無法正常動作，走路都會成問題。

按中醫理論，將筋與肉區分開來的原因，在於掌管筋、肉的臟器不同之故。筋是指身體上的韌

❶中醫將人體由裡到外區分為骨、筋、脈、肉、皮等五體。

帶、肌腱部分，《黃帝內經》說：「肝主筋」，筋的營養來自肝，肝血充足才能養筋。掌管肉的臟器則是脾胃，肌肉的營養從脾的運化吸收而來。因此肝若有病，筋就容易起痙攣或疼痛；而若有惡氣進入脾胃，則病入肉中，會感到疼痛。

首先，我們來看看肝與筋的關係。筋會抽痛，是因為肝氣積熱所致。此時由於膽汁分泌，嘴裡也會感到苦味。這種症狀主要發生在思慮過多、事不如己願，或費盡苦心或縱欲過度的人身上。如果經常抽筋，則是因為筋內血液或體液不足，才會發生痙攣現象；由於儲存並供給血液的臟器是肝，肝臟不好，就無法提供充足的血液及養分給筋，筋就會僵硬而發生痙攣現象。

有時，嚴重抽筋會令人到昏厥的程度，一般人碰見這種情況一定會驚嚇害怕。其實，只要使用能消除火熱的藥劑，這種病症便能馬上痊癒。這種情況是起因於積熱過多、引風而來，風與火互相壓制就會造成昏厥。

以下介紹一個非常好的方法，可在腿腳膝蓋的筋抽痛時使用。首先，準備好一顆大的木果❷，浸泡在酒與水的混合液體中，一直到充分熟透為止。然後磨爛製成膏藥，包裹在疼痛部位即可。一開始貼木果膏藥時，必須弄熱，冷卻後再換貼，一個晚上換貼三至五次。

◉脾主肉，肥瘦與脾相關

與筋不同的是，肉屬於脾胃管轄。如果脾臟功能衰退，就會一下子大幅消瘦。脾臟所負責的功能，是消化吸收胃裡所接受的食物，再運送到身體各部位。如果這個功能無法順利運作，身體當然就會消瘦。

然而，不能說身體消瘦就一定是生病了。有些原本體型消瘦的人是個人體質所致，這種「有骨無肉」的體質，中醫稱為「血虛有火形」或「陰虛形」。體質天生偏瘦的人反而脾胃很好、性格剛毅，平常很少病痛。不過，一旦生病，就很容易大病一場，必須特別注意。

相反的，胖子如果突然莫名變瘦，食欲減退，就一定是生病了。此外，生病之後，身體若逐漸消瘦也必須多加小心。尤其是肥胖體質的人，最好養成不傷脾胃功能的正確飲食習慣才好。肥胖體質者，中醫稱為「氣虛濕痰形」或「陽虛形」。其特徵就是陽氣不足，容易遭濕氣所傷及嗜睡，白天也經常打瞌睡。其中很多人都飽受關節炎或痰飲症之苦，還可能患有胃無力症，但只要平時不要暴飲暴食，就沒什麼大礙。不過，只要比自己正常量多吃了一點，就會因消化不良而不舒服。因此，絕對要遵守「朝飯夕粥」（早上多吃，晚上少吃）及盡量避免吃生冷食品的飲食原則。此外，用完餐後，不要馬上躺下或工作，飯後散散步是非常好的保健方法，走個二百至三百步左右，有助脾胃功能。

如果無法長期遵守上述原則，就可能因為食積（吃的東西不能消化所造成的食滯）而導致各種症狀，例如食積腹痛、食積腹瀉、食積腰痛等。還有所謂的食厥症❸，類似癲癇，瞬間便可能陷入暈厥狀態。

❷中文名叫榅桲，是一種質地堅硬的水果，外皮金黃有酸澀味，可切片浸泡在蜂蜜中，泡木果茶飲用。

❸大都在暴飲暴食之後突然昏厥，氣息窒塞、脘腹脹滿、舌苔厚膩。

【治療實例48】

腿無法彎曲伸展

五十一歲的朴女士在兒子攙扶下走進診療室，說他們才從外科看了檢查結果後過來，檢查結果顯示沒有任何異常。然而，從患者走路的模樣，以及落坐時吃力的樣子看來，病情應該已經很沉重了。

「我這個樣子已經有一兩個禮拜了，先前去爬山回來後，馬上在家做了一堆冬季泡菜，就是從那時起雙腿就開始痛了起來，痛到連膝後窩都無法伸展。」我問她腿的哪個部位最痛，朴女士回答主要是後方兩側面的部位最為疼痛。「腿部伸曲時，是伸展時較吃力，還是彎曲時較吃力？」我進一步追問症狀。「坐下或站起身時非常痛，所以我想應該是伸展時比彎曲更為吃力。」

朴女士屬於骨骼粗大的人，先天體質上骨頭就容易出毛病。但幸運的是，她的病情尚未深入到骨頭。因為彎曲後無法伸展，應該是肌肉受損而不是骨頭；相反的，如果是伸展後無法彎曲，則是病入骨頭了。朴女士的情況是彎曲後要伸展更吃力，顯示不是骨頭的病症，只是肌肉出了問題而已。

「您的顴骨泛紅，大概從什麼時候開始的？」朴女士說：「我很早就停經了，大概已經有七、八年之久，從那時起臉上就這樣了。」停經後顴骨泛紅，大都屬潮熱現象，因此我再針對此點詢問：「臉上會不會一下發熱，一下又冷卻下來？」「不會。」她肯定地回答。「照道理應該會才對，我先幫您把把脈吧。」

把脈結果是病脈落在肝臟，那表示應該有潮熱症狀才對。但患者卻說沒有，表示她正在服用某種藥物。「您是不是正在服用什麼藥物？」我問朴女士。「三年前在婦產科接受過更年期檢查，醫院幫我開了荷爾蒙的藥，藥到現在都沒停過。」

原來這就是問題所在。以正常情形來說，朴女士停經太早了，因此比同年紀的人更早老化，才會出現潮熱症狀，使得顴骨部位泛紅。潮熱係血液枯竭，是非常不好的症狀。因為儲存血液的肝臟掌管筋肉，所以在血液枯竭的同時，也造成肌肉出現異常現象。

「請您馬上停止服用荷爾蒙藥劑。潮熱不只會使血液枯竭，還會造成骨頭裡的體液乾枯。荷爾蒙藥劑的作用，只是暫時平息您的潮熱症狀罷了，就像止痛藥，只能暫時止痛，根本無法治療疾病。一旦停止服用荷爾蒙藥劑，潮熱現象馬上就會出現，而且症狀還會比以前更嚴重。」

我先讓病患停止服用荷爾蒙藥劑之後，為了治療虛癆所造成的潮熱症狀，我開了「加味人參養榮湯」為處方。一開始斷了荷爾蒙藥劑後，朴女士的潮熱症狀更形嚴重，但後來這種不舒服的症狀慢慢消失了。而她原本怕冷、多汗的體質也改善了不少，後來她還帶著全家人一起來找我把脈看診。

【治療實例49】

阿基里斯腱斷了

五十二歲的李先生曾在運動途中，因為右腳踝的阿基里斯腱斷裂而在醫院接受過手術治療，由於手術後復原情況不好，就找上了中醫院。

李先生有一對引人注目的濃眉、眼睛凹陷，通常濃眉的人肝都不太好。把脈結果，病因也落在肝臟上面。患者自己也說，他的脂肪肝指數很高，肝功能不好。這名患者手腳很長、身材苗條，此類型的人個性果決，健康情形大致都不錯；但因為凡事仔細認真，常會出現過勞情形。因此，全身功能會變差，肝功能更是大為減退。中醫說「肝主筋」，肝功能變差，才會造成運動時阿基里斯腱斷裂。

「腰不痛嗎？」我問他。「以前腰也曾經受過傷，規律運動後好了很多。不過不知道是否往上轉移，反而是腰部上側會痛。從幾年前開始，背部和肩膀時不時就痠痛到讓人受不了。此外，全身也有痠痛症狀，眼窩底會痛，嚴重時就像有什麼東西翻湧上來一樣。還有，我從很久以前就開始鼻塞，還患有鼻炎，會流黃膿鼻涕。因為這種

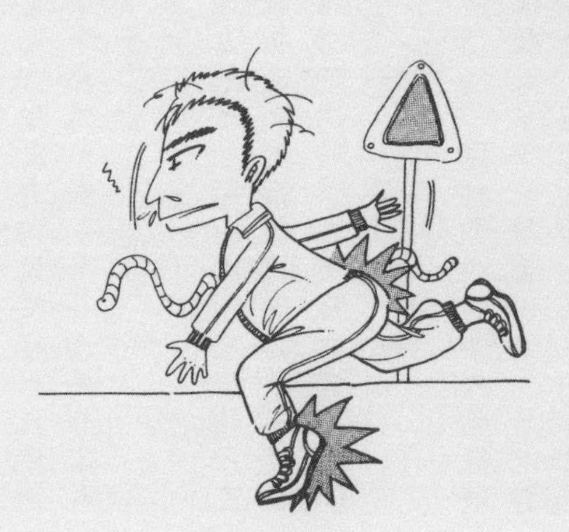

種症狀，也吃了很多藥，結果又出現過敏症狀。」

吃西藥出現過敏症狀，是因為肝臟的解毒功能不順暢的關係。至於流黃膿鼻涕，則是因為患病已久，腦髓流出之故。這名病患因為肝功能減退，腎臟部位多少應該也有些問題才對。中醫有五臟對應五行的生剋理論，而五臟中，肝屬木、腎屬水，根據「水生木」的相生關係，對應水的腎要健康，對應木的肝臟才會健康。然而李先生小便不清爽、陰囊下面濕潤，明顯就是腎臟不佳。因此，基於補充腎氣、提升肝功能的原理，我以「腎氣丸」為處方治療。他右腿的毛病是因為腎臟虛弱所造成，服用此藥後，效果更加顯著。

當肌肉或骨頭折損斷裂時，大部分的人都會找西醫治療，其實使用漢方也能得到很好的效果。舉一例說明，有個高三學生一週後要參加小提琴測驗，卻在此時手指骨折，以漢方治療後如期參加考試，讓外傷整形外科的醫生也大吃一驚。漢方如此驚人的效果，卻因為人們錯誤的偏見而無法廣為人知，不禁讓人深感惋惜。

【第十一章】……從四肢看健康

本章要從臂腿及手足的症狀來檢視健康情形。臂是指從肩頭、上臂、臂彎、小臂到手腕為止的部分，腿則指從大腿、大腿內側、膝蓋、小腿肚、小腿為止。人體中，四肢為諸陽之本，因此臂、腿以及手無法安靜不動，總想動個不停，而且喜歡用力。相反的，如果臂腿和手足無力乏勁、無法自由活動的話，就表示身體健康亮起紅燈。

◉脾主四肢，脾與臂腿的關係

臂腿無法動彈、乏力、疼痛，是因為脾胃的精氣無法順暢循環。脾與胃之間以薄膜相隔，彼此相鄰，具有運送體液的功能，若此功能無法正常運作，臂腿便無法接收飲食之氣，筋、骨與肉都會變得無力。在臨床治療時，常常會看到病患如果臂腿浮腫，那麼臉色也會跟著變得蠟黃，並出現消化不良的症狀。由此可見，脾胃作用對臂腿的直接影響。尤其是負責消化作用的脾臟，其角色非常重要。脾實或脾虛都會造成臂腿問題：脾實（功能異常亢進）會造成臂腿無法抬起，這病多半發生在吃了過多油膩食物時；脾虛（功能異常衰退）則會造成臂腿無法使用，這是因為體液無法正常運送到胃部之故。此時必須以「十全大補湯」之類的中藥，來補充精氣。

臂腿與脾臟的關係密切，是以稱為「消化作用」的連結為中心。脾臟健康，才能正常消化食物，臂腿才會結實強健。反之，常常活動臂腿、做做運動，脾臟功能也會變好。不管脾臟原本有多好，四體不勤也沒有用，如果每天吃東西後就坐臥不動的話，食物也無法正常消化。因此，飯後要散散步，活動活動身體，正是這個道理。

中醫認為臂腿為健康的根本，只要經常活動臂腿，促進消化作用，就能從食物中獲取充分的養分，成就健康的身體。所以，在臂腿需要安適休息的晚間或半夜時候，最好不要吃東西。四肢開始活動的清晨，最好能多吃。但是不建議一睜開眼睛就吃早餐，最好是能夠早點起床，計畫好一天的事情或做點簡單的晨操後再吃早餐。筋骨活動過後，會覺得飯味特別甜美，這是因為活動臂腿，促使消化作用變得順暢的關係。

臂腿的毛病，主要起因幾乎都和脾臟相關，但也有可能因為痰飲或神經性、氣血循環障礙、飲酒過多、風寒症而引起不適症狀。若是因為痰飲而生病的話，臂腿和胸部、背部、腰部、臀部等部位會有令人難以忍受地隱隱作痛，連肌肉和骨頭都覺得緊繃。這是因為痰堵住了中脘穴❶，使得脾臟之氣無法正常循環的關係。飲酒過多的人，手臂也常常作痛，連後頸都會腫起來。

❶中脘穴在肚臍上方約四吋位置。

手掌與手指針灸

不只是臂腿，經由手掌也可以知道胃的狀態。如果掌心比手背特別燒熱的話，表示胃不太好。所以掌心熱的人，必須特別注意個人飲食習慣，好好管理胃的功能。此外，感冒時掌心發熱，表示惡氣進入體內，必須去看專門醫生治療。如果手背比掌心更熱的話，表示惡氣並未進入體內，但最好不要隨便找個方法解決，或服用強烈的藥物。

由手掌、手背、指甲所構成的手，其重要性透過最近流行的手指針灸而為人所熟知。手指針灸是將人體視為一個小宇宙，透過刺激與身體各部位相對應的手指穴道來治療疾病。這個方法比起其他針灸術的副作用小，一般人也很容易學習，因此廣受大眾歡迎。然而，治療疾病最重要的是正確找出病因，如果不是專門醫生就無法輕易做到。一般人都把手指針灸想得太簡單了，不舒服時最好還是求助於專業醫生，不要自行應用。

其實，平常只要做做握拳張開的動作或雙手互相摩擦，就能刺激手上的經穴，促進氣血循環，不必使用手指針灸，同樣能達到日常保健的效果。

此外，有空時多按摩雙腳，對健康也非常好，尤其是常常按摩湧泉穴（位於腳掌心，屈趾時凹進去的地方），對於治療頭痛或嘔吐、腹瀉、高血壓等症狀都有很大的幫助。每天洗腳維持腳部的清潔，還能促進血液循環，達到保健作用，雙腳最好能隨時保持溫暖。

◉指甲與肝膽功能

最後，我們來看看指甲。指甲受肝膽功能的影響，肝膽功能減退，指甲會變薄、易斷裂且沒有光澤。擁有這種指甲的人，特徵是膽子很小，喉嚨裡時常卡痰，扁桃腺也常腫大。這都是因為肝膽功能不佳所引起的症狀，需要徹底治療。

在此提供一個從手指探知健康的簡單方法。首先用一隻手的手指緊壓另一隻手的手指，直到按壓部位變白後再放開手，如果按壓處馬上恢復原來的紅潤色澤，表示健康狀態良好；反之，若是無法再度恢復原來的紅潤色澤，或恢復速度太慢的話，大都代表健康情形欠佳。

［治療實例50］

曾動過截胃手術，小腿肚常抽筋

「五年前，我在教學醫學動過截胃手術，此後吃東西就很辛苦，消化也不太好。奇怪的是，小腿肚老是抽筋。走在路上會突然就抽筋，要在路邊站好久才能恢復。」現任教授的李先生來到醫院求診，這是去年秋天的事情。手術後，他因為各種症狀纏身，到處求醫吃了很多中藥，但都沒有什麼效果。某一天偶然在同校教授的介紹下，才找上了我。

首先，我問他是什麼毛病需要動截胃手術。「手術前，有時喝酒後，到了凌晨兩三點會開始不停吐水，這樣的症狀一直持續著。過後不久，因事出國，竟然在國外得了重感冒，整個人非常難受。此後，就常常發生大便急到無法忍耐的地步。總之，我覺得很奇怪，就到醫院做檢查，結果發現胃的內部多處受損，醫生說要開刀。」

我為李先生把脈的結果，病脈落在大腸，表示大腸功能先天就不好。其實李先生的身體情況，大腸比胃更糟糕。由於大腸的吸收能力無法正常運作，在其上方的胃腸就會同時故障。大便急迫無法忍耐，也是因為大腸功能不好才引發的現象。

「比起手術前，現在我的身體更容易疲倦，做什麼事都很不耐煩。」李先生對於手術後的身體狀況感到憂心忡忡。但從中醫觀點來看，這些都是理所當然的症狀。因為胃是掌管臂腿的臟器，如果胃狀態不好，臂腿、肩膀、膝蓋等處自然會疼痛。此外，他的小腿肚時常抽筋，加上臂腿、肩膀等處疼痛，四肢氣力流失，才會動不動就疲倦、凡事提不起勁來。

「您在其他醫院也吃了很多藥，卻都沒有什麼效果，是嗎？我想，大概是這些藥都是針對胃做治療，才會不見任何治療效果。像您這樣胃不好的人，治療時要先促進心肺功能，以間接方式讓藥效能到達胃部。」李先生看起來還是很擔心，他補充說：「還有，我最近經常感冒。」

根據中醫五臟與五行的理論，脾屬土、肺屬金，因為「土生金」的相生關係，脾胃要健康，肺臟功能才會好。像李先生這種脾胃虛弱的人，由於土生金的作用不順暢，就很容易感冒。為了讓李先生安心，我告訴一臉愁容的他，幾年前有個牙醫與李先生一樣也接受了截胃手術，手術後他的皮膚開始發癢，抓個不停，術後情況十分不好。但吃了我開的藥劑後，就慢慢恢復了。

「我會幫您調成藥粉，服用一個月後就可見到明顯的效果。但有一點必須注意，胃腸疾病在恢復期必須特別用心，才能痊癒。很多病患在病情有點好轉後，對飲食就不太用心，馬上就吃到苦頭。因此，請您務必遵守我所說的話。」我交代李先生必須遵守以下幾點：一、早上多吃，晚上少吃；二、飯後一定要慢慢走個兩百到三百步；三、吃飯要細嚼慢嚥，不貪快；四、用餐時，要放音樂。我幫李先生開出作用在心肺上的「加味參苓白朮散」藥粉，由於他的病情較嚴重，療程稍微長了些，但仍見到良好的療效。

【治療實例51】

大腿和小腿肚經常抽痛

今年二十八歲的成先生抱怨，他一個月前踢足球時，臀部骨頭扭了一下，一覺起來，臀腰部疼到受不了，一直持續到現在；他還說，大腿、小腿肚、腳掌會像抽筋一樣抽痛。

成先生的小腹有點突出，看起來屬於肥胖體型。「你的腰部和臀部比較粗大，你吃飯吃得很急吧？」抱怨腰痛的年輕人聽了我的問題，似乎覺得莫名其妙，兩眼大睜。為了讓成先生明白，我把《東醫寶鑑》打開給他看，慢慢跟他說明。「這裡是不是寫著『脾主四肢』？我為你把脈的結果，發現病脈落在脾胃。簡單說，就是脾胃不好的意思。你現在所受的痛苦，都是與胃腸有關而出現的症狀。脾胃功能不佳，小腿肚會抽痛，大腿也會不舒服。」

我摸摸成先生的手，他的掌心比手背要熱，這也說明了他脾胃功能不佳。正在準備司法官考試的成先生，承受著很大的壓力，或許因為如此，消化不太好，常打嗝，汗也流得相當多。

「你曾經昏倒過嗎？」我問他。成先生對於這個問題，一時反應不過來。「你可能覺得拿這個問題來問一個健康的年輕人，實在很奇怪，但你的體質可能會因胃腸不好而突然昏倒，這就是中醫所說的食厥症。現在你又在為考試衝刺，消夜一定沒少吃。像這樣晚上吃得多或暴飲暴食，胃腸功能會變得很糟而突然昏厥。當然，這不是一定會發生，只是平時該多注意。」我告訴成先生，不久前也有位和他相同症狀的牧師就發生過食厥症。我開藥時曾慎重地囑咐這位牧師，千萬要小心昏倒。當時牧師還半信半疑，但沒多久，就聽到他昏倒的消息。

「你會不會常常覺得自己這麼用功，結果卻不如預期？」我一問，成先生馬上回答，自己確實很努力，結果卻沒有想像得好，讓他感到很焦急。「你表面上看來似乎很健康，但體力卻沒有別人好。想要有好成績，當務之急就是補充體力。」因為成先生有食厥症跡象的體質，我特別開了「加味六君子湯」為處方治療。後來成先生回診時又加開了一劑藥，據他表示所有的不適症狀已經好了很多。

【治療實例52】

腰歪向一邊，無法完全伸展

「我先生這一個月來都無法正常彎腰和挺直，老是喊腰痛。怎麼辦才好？」有次上節目認識的朴教授突然緊急打電話給我，我趕緊讓她帶先生過來看診，那天下午這對夫妻就一同到醫院來了。

病患今年四十四歲，是現任的大學教授，看起來個性很溫和。他的眉毛很濃、臉孔肥圓、肚子很大，是典型的陽明形體質。把脈結果，發現他的病脈落在脾臟。一旁的朴教授說，患者是個很固執己見的人，但不久前看到困擾女兒十年的皮膚病在這裡看診後好了很多，他才願意過來。

病患的腰歪向一邊，不怎麼能伸直，連走路也困難，才坐著看診幾分鐘，他已經不停地冒冷汗，手一直發抖。「如果到大醫院，一定會說要動手術。所以，他就這麼動也不動地躺了一個月。」

病患一吃完飯就覺得身體疲困，想躺下來，大小便也不清爽。我看他毛髮繁茂、臉孔發紅，知道他體內濕熱多。這種情況通常以「當歸拈痛湯」來治療；不過，他的病症有些不同。從腰部有點歪歪的樣子來看，應該是由風寒濕所引起的腰腿病。因此，我又追問了幾點：「得了這病之前或生病期間，是否曾經因為傷風

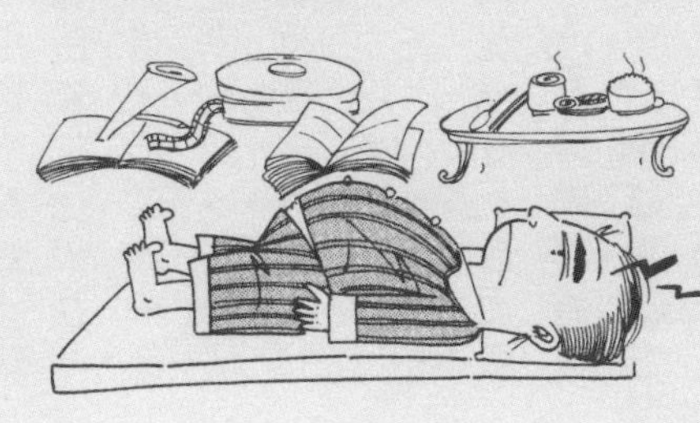

感冒而十分難受？」我問朴教授。「沒錯，就是得了嚴重的傷風感冒後，腰腿才開始疼痛的。他曾經試過推拿治療，但推拿後症狀反而加劇。」朴教授幫先生回答。「發燒時，是不是頭痛得很厲害？中醫稱這是『腸熱頭痛』。」患者一面點頭一面回答：「感冒時好像有那樣的情況。」他又說疼痛還會在各個關節之間到處移轉，有時會抽筋，下腹不舒服，心跳劇烈，喘不過氣來。同時他討厭看到陽光，覺得噁心想吐。

從以上所描述的症狀來看，應該是由風寒濕所導致的腳氣病，因此我以「大黃左經湯」為處方治療。「大黃左經湯」是十分神奇的藥劑，陽明形的人在腰腿浮腫或大小便不清爽時服用，會出現驚人的效果。我先配合患者的體質開了一劑讓患者服用，藥還沒吃完，腰腿疼痛的症狀便奇妙地痊癒了，他特地要妻子打電話過來道謝：「我先生的症狀好了很多，真是非常感謝您！」

[治療實例53]

從手腕到肘關節痛得厲害

到醫院求診的病患，很多人都會要求針灸治療，四十歲的家庭主婦安女士也一樣。安女士因為扭傷手腕，連肘關節都痠痛得厲害。但從疼痛的樣子來看，應該不是扭傷疼痛而是神經痛，這是火氣所引發的症狀。這種時候應該服藥治療，針灸治療沒有用處。因此，我就像閒聊般問了她一句：「這世上不如意事十之八九，對吧？」果不其然，安女士回答：「醫師，您真是說中我的心事啊！」

病因在於神經性疼痛，不只手臂，肩膀也會痛。而且，我推想患者一定還有消化不良的症狀。「妳是否還有神經性消化不良？就是心情不好時，寧可餓肚子也不吃，如果勉強吃東西，會有種從脖子到胸口全都堵住的感覺，胃裡還會發出咕嚕咕嚕的聲響，同時有喉嚨卡痰、容易流眼淚的現象。」

「沒錯！活著很累人，一點力氣都沒有。我的個性本來就很敏感。」安女士有氣無力地說。「妳的情緒起伏很大，自尊心又強，聽不得別人批評，這就是發病原因。神經敏感的人，只要積鬱在心，肩膀、手臂及背部等部位就會痠疼。」我告訴她病因。「坦白說，因為手臂和肩膀疼痛，我已經去看了多次外科了。然而，都只說是原因不明的疼痛，叫我去接受物理治療看看。不僅物理治療，我還吃了藥，什麼方法都試過了，但手臂和肩膀還是一樣疼痛。所以，我才想拜託您給我做做針灸治療啊。不過，聽您的意思，是說我這些毛病有可能痊癒嗎？」「當然！病因都已經找到了，自然就有對應的治療法。」

中醫典籍記載：「男屬陽，得氣易散；女屬陰，得氣多鬱。」❶也就是說女人易得「氣病」。所謂氣病，是由壓力（即火氣）而引發的疾病，只要能降火，必能治癒。安女士是因為神經性火氣而導致手臂、肩膀嚴重疼痛，因此我開出「雞子白散」為處方治療。當她再度來醫院回診時，疼痛症狀已經消失了，脈象也明顯變好。

❶ 出自《外台秘要》。此書成書於唐天寶十一年（西元七五二年），共四十卷，主要收集了東漢至唐朝的方書。中醫認為男子得氣病者少見，女子得氣病者常見，治男子時宜調氣以養其血，而治女子時宜調血以耗其氣。

體內濕氣太多或太少，都會在手指和腳趾上出現明顯的異常症狀。例如，手指和腳趾的各個指節浮腫，或手掌和腳掌長足癬、濕疹等皮膚毛病。因為濕氣所導致的病症，普通以「人參養胃湯」或「平胃散」為處方治療，有時也會採用補氣方式來排除體內濕氣。

[治療實例54] 指尖、腳尖長水泡，一直好不了

四十一歲的金女士在銀行上班，下有兩名子女。從三年前開始，她的指尖和腳尖就開始長水泡，夏天症狀更嚴重。金女士沮喪地說，雖然冬天症狀不那麼嚴重，但皮膚會龜裂，脖子和臉上也會冒出很多像米粒大小的小肉芽。皮膚科醫生說是富貴手或過敏性皮膚炎，雖然吃藥抹藥多日，卻一點效果都沒有。

金女士長得聰明伶俐，但顴骨部位的毛細血管突起。把脈結果，她的病脈落在脾臟。中醫學裡，脾主四肢及運化，脾臟功能如果不好，臉上就會冒出小疙瘩或青春痘，臂腿也會疼痛。因此，金女士頸部和臉上的皮膚病，以及手腳上的濕疹，全都是因為脾胃不好所引起，根本原因就是濕氣所傷。脾喜燥而惡濕，濕氣太多就會傷脾胃，導致四肢沉重、皮膚起疹子、臉部黏膩等現象。

為了治療因濕氣傷脾胃所導致的濕疹，我開了「加味平胃散」為處方。此藥可以排除多餘水分、促進脾胃功能，在較短的時間內便可見效。開始服藥之後，金女士先

是臉部膚色變得白皙，顴骨部位的毛細血管痕跡也不明顯了。身為職業婦女，原本不好上妝的皮膚，終於可以化個漂亮的妝出門了。後來，她在吃了三劑左右的藥，脈象逐漸好轉，手腳上的水泡也消失了。如此治療了五個月，終於痊癒。

【治療實例55】

大腳趾發紅疼痛！

前來求診的病患中有不少人的病簡單且易治，卻因病因不明而飽受其苦，輾轉奔波於各醫院。不久前來本院治療的家庭主婦金女士便是其一。

金女士抱怨，不知道是不是因為鞋子太緊，導致大腳趾紅腫疼痛。先前接受過物理治療，也到過好幾家醫院看病，但都沒有任何好轉的跡象。她說，每家醫院都異口同聲地要她接受手術治療。「在身上動刀，那太可怕了。我想，難道除了動刀之外，真的沒有其他辦法可以治療我這個毛病嗎？所以才來這裡試試。」

從中醫角度來看，金女士的症狀可以用很簡單的原理說明。因為病因很明確，治療自然也不困難。首先，手指和腳趾是十二經脈開始及結束的部位，如

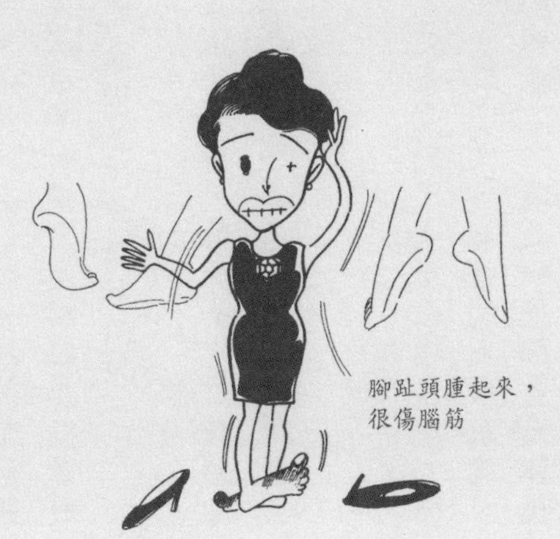
腳趾頭腫起來，很傷腦筋

果出了毛病，與此相對應的經脈就會有問題，只要集中治療此處即可。按照不舒服的是第幾根腳趾或手指，以及疼痛症狀不同，治療方法也不一樣。大腳趾疼痛是肝與脾功能無法順暢運作而產生的積鬱現象，也就是說，病因是過度傷神所致。

雖然我仔細地向金女士說明，但她臉上仍帶著無法置信的表情，彷彿是說，我到處求醫治療了好幾個月，一點效果都沒有，現在連針灸都不用，光靠中藥怎麼能治癒？於是，金女士二話不說轉身就離開了。

幾天後，金女士和先生一起再度出現在診療室。原來是先生聽了金女士轉述後，勸她不妨一試。我幫她開了「加味四物湯」為處方治療，沒多久，紅腫的大腳趾就開始慢慢消腫，也不再疼痛了。「這麼簡單就能治療的病症，卻讓我一整個夏天都快痛死了，還一直接受無用的物理治療。最近大家看到我，都說我臉色看起來好多了。」金女士感謝地說。

但治療還沒結束，為了防止病症再度發作，也兼作補身之用，我讓金女士持續服用了三劑中藥。其實，所有的疼痛都其來有自，只要能找出病因，消除病因，不管是多嚴重的疼痛，也能奇蹟似地治癒。這就是漢方治療的卓越之處。

【第十二章】……從毛髮看健康

人體的毛髮分為很多種，包括頭髮、眉毛、鬍毛、上唇鬍髭、下巴鬍鬚、腋毛、陰毛，以及全身上下無數的體毛。這些讓人覺得可有可無的體毛，究竟在我們的身體裡扮演什麼角色呢？從審美角度來看，因為不雅的理由，最近有越來越多的女性刮除腋毛或腿毛。但就健康觀點來看，這是個不容忽視、有必要好好探討的問題。

體毛具有調節人體濕熱的功能，不管是生長在哪個部位的毛髮，都具有保護該部位並執行本身功能的任務。以腋毛為例，大都出現在青春期前後，擔負著溫度調節的重要功能，因此量體溫時，通常會量腋溫。從中醫觀點來看，腋下與手少陰心經和手厥陰心包經的經脈相連，包括心臟功能在內，都與腋下有密切的關係。不僅如此，體毛與人體的氣血和五臟六腑相連，可以顯示出身體的健康狀態。

首先，氣血如果旺盛、順暢地循環，所有體毛就會顯現出健康的光澤。中醫對於女子不長鬍鬚的原因，也是從氣血原理來說明：氣血旺，體毛長。女人雖然氣多，卻因為月經等原因，使得臉上氣血不足，所以不長鬍鬚❶。

要注意的是，女性的生殖器官與嘴周邊有密切關係，如果嘴周圍長了水泡或小疙瘩，生殖器官周邊也會有類似毛病。這種皮膚病，西醫視之為難治癒的「疱疹」，但在中醫看來，一旦能促使生殖系統的功能順利運作，嘴巴周圍的問題自然就能解決。

◉毛髮與腎臟關係密切

深受氣血影響的體毛，也與五臟六腑息息相關，其中尤以腎臟最重要。如果腎功能減退，頭髮會變少，生殖器周圍的陰毛也會變色或掉毛。此處陰毛的異常現象，西醫認為是腦下垂體或甲狀腺、性荷爾蒙功能不佳所導致。這就相當於中醫所說的腎功能。

按中醫理論：「腎主骨髓，其華在髮。」我們的體毛中，頭髮為腎臟所掌管，隨著年齡增長，頭髮變白、變少的現象，就是與腎功能衰退有密切關係。以下是摘錄自《東醫寶鑑》的內容：

> **鬚髮榮枯，女子七歲齒更髮長，五七面始焦髮始墮，六七面焦髮白。丈夫八歲齒更髮長，五八髮墮齒枯，六八面焦髮白。❷**
>
> ——〈內景篇〉

腎功能與牙齒、頭髮關係密切，是人體生長發育的決定性角色。因此，如果早生白髮，或頭髮特別粗糙、易脫落，就表示腎功能衰退。縱欲過度者，通常頭髮稀薄，也可視為體力耗費嚴重而造成腎功能衰弱所致。此外，中醫又云：「髮為血之餘」，血液為頭上髮絲提供營養，隨著血液狀態，頭髮的顏色與光澤也有不同。血液旺盛，頭髮滑潤有光澤；血液不足，則頭髮暗淡無光，又粗又硬。血液受熱，頭髮顏色變黃；血液受損，頭髮變白。因此，容易掉髮或頭髮無光澤、髮梢分岔、易斷裂，必須以血液為主治療。

不只是血，「氣」對頭髮也有一定的影響。神經敏感或鬱火累積而造成氣鬱的話，髮質會變細無力、頭髮亂翹。所謂的「圓形禿」❸，頭髮在短期內會單個或多個呈圓圈狀脫落，常見於青、壯年人身上，大部分是因為壓力（神經性）所致，也就是中醫所說的氣循環障礙。

從形象醫學的角度來看，頭髮長短在疾病治療上也可作為一種判斷標準。頭髮與血液共榮枯，一般來說，頭髮長的人擁有較多的女性氣質。最近常見留長髮的男性，仔細觀察這些人，會發現大都是感受性強、敏感細緻的個性。從事藝術方面的男人中不少人都留長髮，就是這個原因。碰到這種男病患，以形象醫學的理論來看，也會從女性角度來診斷治療。

相反的，短髮女生大部分具有較強的男性氣質。這類女性的體質是以「氣」為主，而不是以「血」為主，因此不喜歡靜靜地待在家裡，喜歡在外面活動。像這一類的女生必須要活用本身

❶《黃帝內經．靈樞》記載：「黃帝曰：『婦人無鬚者，無血氣乎？』岐伯曰：『衝脈、任脈皆起於胞中，上循背裡，為經絡之海……今婦人之生，有餘於氣，不足於血，以其數脫血也。衝任之脈不榮口唇，故鬚不生焉。』」

❷五七，指三十五歲；六七，四十二歲；五八，四十歲；六八，四十八歲。

❸即俗稱的鬼剃頭，中醫又稱為「鬼油風」。

特質，以積極態度生活，才不會生病。因為是以氣為主的體質，如果氣鬱或氣消耗過多，都很容易生病。

◉體毛多的人

按照形象醫學的理論，遍布全身各處的體毛也十分重要。體毛長且黑的人，屬於濕熱體質，體內的濕氣與熱氣很多。只要想想樹木茂密的叢林，大概就能明白其中道理了。

幾乎沒有樹木的草原，顯得乾涸枯竭；而樹木茂密的叢林則充滿濕氣與熱氣，濕潤溫暖。人體也一樣，體毛多的人，就容易累積濕氣和熱氣。濕熱會損傷骨骼與關節，所以體毛多的人，容易罹患退化性關節炎或風濕。此外，體毛多的人，性格爽朗、不記仇，但一旦發火，就會一發不可收拾。這種個性極易傷陰，會因此突然發生腿部痲痺或昏倒的症狀。所以形象醫學認為人的七情（高興、憤怒、悲哀、恐懼、喜歡、厭惡、渴望）中以生氣的情緒最不好，而有「怒傷肝」之說。要維持健康的生活，不只是生病時要對症下藥，最重要的還是要擁有懂得調適情感、放寬心胸的智慧。

【治療實例56】

減重後，頭髮大量脫落

葡萄減重法、蘋果減重法、丹麥式減重法，女性同胞的減重戰爭越發熾熱，無所不用其極。為了追求高瘦的西方美人體態，引發了這股減肥風潮。然而，每個人都應該配合自己的身高來要求合理的體重，不能盲目地追求塑身，才能維持基本健康。勉強節食減重，一定會留下後遺症。

朱小姐是女子大學的學生，她就是勉強減重而損害健康的典型例子。朱小姐個子很高、非常苗條，她和母親一起走進診療室。「我月經已經四個月沒來了。」她一坐下就說。

月經四個月沒來，她先前也曾因為同樣的毛病在別家醫院求診，注射荷爾蒙後，月經就來了，但這次注射荷爾蒙，卻沒有動靜。我觀察朱小姐的脈象，她的個性雖然活躍，但十分敏感，情緒起伏劇烈。身高足足有一六九公分，但體重只有四十七公斤，算是非常瘦的體型。「妳本來就這麼瘦嗎？」我問她。「別說了！這孩子上了大學後，為了減肥的事情讓父母擔心地不得了。就是因為減肥，月經才不來的。」原本安靜站在一旁的母親，忍不住抱怨女兒。

「妳體重減了多少？」「高三時六十五公斤，六個月之間我減了大概快二十公斤。」半年減掉二十公斤，真是太令人吃驚了，於是我便問她究竟用哪種方法減肥。她說，每天只吃一餐，還有一直不停運動。聽了她的回答，我只能感到佩服。「妳有沒有大量掉髮？」我問她。「有，掉了很多，這也讓我很煩惱。」男子掉髮不是好事，對女人來說更不好。頭髮與「血」共榮枯，血液不足，症狀馬上會反映在頭髮上，頭髮會變得粗糙、分岔、脫落。此外，中醫有「男主精，女主血」的說法，女性血液要足，全身健康狀態才會好。聽了這番話，朱小姐也表示同意地說自己的健康狀態確實不太好。

「有沒有反胃或胸口氣悶、腹鳴之類的現象？小便也不太順暢吧？」聽了我的問題，朱小姐睜大了眼睛，顯然很驚訝。月經不來、大量掉髮、全身健康狀態不佳，就是因為過度節食，造成體內脂肪全部流失，這些症狀才會出現。

「我會按照妳的體質幫妳開藥，但是妳一定要好好服用。」我這麼一說，朱小姐顯得有些躊躇。「是不是怕吃中藥會發胖？」我看出了她的心思。「是的！」回答得十分肯定。「那我就按照妳想要的，開些不會發胖的藥劑好了。但我把話說在前面，妳必須維持符合一六九公分身高的體重，身體才能確保健康。變得再苗條漂亮，卻失去了健康不是划不來嗎？」

朱小姐由於血液不足，造成月經停頓、大量掉髮，因此我按照她的體質開立「加味四物湯」為處方治療。不久後，聽說她掉髮的現象已經大有好轉，月經也慢慢回復正常了。

【治療實例57】

胸口好像堵住了，氣悶難忍

有一天，一位臉孔泛紅、頭髮花白的老先生走進診療室。徐老先生今年六十五歲，卻已經滿頭白髮。我問他頭髮從何時開始變白的。「三十歲頭髮就開始變白了，應該是遺傳因素，我母親的頭髮也是很早就開始變白。」

中醫認為頭髮變白，就跟樹葉失去綠意、變得枯黃一樣的道理。樹葉變黃是因為水分和養分無法正常送達，頭髮會變白也是因為身體功能減退、血液輸送不足的關係。男性早生華髮，則是腎氣水不足所引起。而老先生的臉孔泛紅，則說明他底火虛弱，是個先天體質虛弱的人。早生華髮、臉孔較正常人泛紅都源自於此。

「那麼，您覺得哪裡最不舒服呢？」我問他。「胸口好像有什麼東西堵著一樣，耳裡也會聽到像簫聲一樣的聲音，整個人就跟氣喘病人差不多。」我還問到他的小便狀態，患者回答，小完便後還有尿意，總覺得尿不乾淨。他還說，他的血壓也高，從一年前開始服用降血壓藥。

「我來幫您把把脈，您先別說話。把脈時如果說話，有可能會出現完全不同的脈象。」我握住徐老先生的手腕，觸手冰涼，把脈結果，發現他的病脈落在肝臟，表示肝臟功能不佳。因此，我要求察看直接反映肝臟狀態的手，但徐老先生卻馬上把手藏在背後。「我的指尖長了濕疹，已經困擾我好幾年了。」他不好意思地說。

從各種跡象看來，徐老先生的肝腎功能都已大幅減退。依照中醫五臟五行理論，因為「水生木」相生關係，屬水的腎臟功能要好，屬木的肝臟功能也才會健康。由此可見，徐老先生所承受的病症，其根本原因是來自腎臟。

「老先生，您應該常聽到別人稱讚您面色紅潤、氣色很好吧？但其實您天生體質

白頭髮爲什麼越來越多？

虛弱，不過天生體質虛弱的人，只要懂得保養之道，也能維持健康的身體，長命百歲。相反的，如果憑恃自己體質好，就隨便對待自己的身體，反而容易失去健康。」我向徐老先生強調保養的重要性。

現在徐老先生身上所出現的各種症狀，都是中醫所稱的「陰虛火動」之故。此時必須用藥物滋補先天虛弱的底火，於是我開了「加味滋陰降火湯」為處方治療。老先生會感到胸口和喉嚨有東西堵著，以及耳裡聽到簫聲，都是根基虛弱所致。

【治療實例58】

冷風一吹，汗如雨下

梁先生已經五十三歲，但一頭烏黑的頭髮不輸年輕人。我看著覺得奇怪，一問之下，果然是染髮的結果。事實上，他的頭髮比一般人更早變白，從幾年前起就開始染髮至今。這種人的體質腎功能原本就不好，經常感到疲倦。

因此，我針對此點加以詢問：「早上一覺起床，還是覺得神情困頓、視力模糊，頭腦也不清明，對不對？」「確實如此。」梁先生驚訝地看著我。「還有，您的背部和頸部緊繃，腰腿也不俐落？」「沒錯。不久前扭到腰之後，連大腿都會痛，雖然也接受了物理治療……。還有，我汗流得特別多，只要一吹到冷風，汗就會流個不停。這些到底是什麼原因？有時，右耳還會聽到嗡嗡的聲音。」一說完話，梁先生就連續乾咳了三四聲。不管是上述所說的症狀或乾咳，都是來自於同樣的原因。

觀察梁先生的長相，他的下巴呈戽斗狀，屬於陰虛類型，加上鼻樑歪曲，腰部、脊樑、腿部會最先出毛病。患者又說流汗特別多，這是腎臟無法正常發揮作用的關係。當務之急就是為他補陰，促使腎臟功能好轉。因此，我開出「滋陰降火湯」的處方，沒想到效果立見。梁先生病一好，老婆比他還高興，特地親自到醫院道謝，如今全家人都成了我們中醫院的老顧客。

[治療實例59]

胃酸胃悶，晚上無法入眠

患者是二十八歲的未婚女性，她說只要稍微傷神，就會覺得胃脹、消化不良，深受其苦。消化不良的症狀已經拖了十年之久，嚴重時，胃酸、胃悶讓她難受到無法入睡。「除了消化不良，還有其他症狀嗎？」我問她。「只要能治好消化不良的症狀，我就別無他求了。拜託您千萬要幫我治好！」到中醫院來這麼要求的人，比比皆是。

西醫區分內科、外科，眼耳口鼻分開治療，看來這名患者對中醫也抱著相同的觀念。但這是不對的，我們身體的各部位不是各自獨立的，彼此之間都有著千絲萬縷的密切關係。很多看來毫不相干的症狀，其實都是來自同一個原因。因此患者看診時，最好能將本身的症狀全部據實以告。

「原來如此，那我應該全部都告訴您才對。事實上，我有鼻炎，常常鼻塞，有時鼻子裡還會冒出臭味。小時候生了耳病之後，耳朵裡老是耳鳴，聽力不好。喉嚨也經常腫痛。」病患還說，只要一疲倦，眼耳鼻口沒有一處好的，胸口也覺得很煩悶。「如果是陰天，症狀會加劇嗎？」我問她。「好像是那樣沒錯，不會是風濕性神經痛吧？」「不是！妳身上體毛很多吧？那才是問題所在。」體毛多，表示體內濕熱累積，導致大腿內側疼痛、消化不良、呼吸器官不好等症狀，到了陰天便會加劇。

首先，為了去除濕熱，我以「滋血養筋湯」為處方治療。按時服藥後，患者大腿內側疼痛與鼻炎都順利痊癒了，消化不良的症狀似乎有些好轉，但不久又復發，她再度來醫院求診。「以前我只要一有事傷神，就會暴飲暴食，可能就是因為這樣，才會消化不良。」

這種時候，就必須使用其他方法治療。一旦判斷為寒濕所致，我便改以「五積散」為處方治療。這次療效確實顯著，即使患者有事煩惱，也沒有再出現消化不良的難受症狀。我也不忘叮嚀她，如果再像以往一樣暴飲暴食的話，即使是金剛不壞之身也無法承受，最好平日就要注意飲食。

【第十三章】……皺紋・黑斑・青春痘

愛美的女性，最怕的是皺紋、黑斑、青春痘之類的皮膚毛病，雖然靠著化妝技巧多少可以遮蓋這些皮膚缺點，卻會造成更嚴重的問題；也有人藉由整形美容來消除皺紋，讓自己年輕了好幾歲。

這都只是治標不能治本。不管是皺紋、黑斑或青春痘，都不僅是單純的皮膚問題，而是與掌管皮膚的五臟六腑有直接關聯。一般來說，那些為皺紋、黑斑、青春痘所困擾的人，同時還會抱怨心臟或肺不好，不然就是有痰飲症狀出現。這也說明，想要解決表面上所顯現的皮膚問題，必須深入根本原因治療才行。換句話說，只有透過徹底治療，消除引發皮膚問題的根本原因，才能真正一勞永逸，不僅解決了惱人的皮膚問題，同時也恢復了全身的健康，這才是「一石二鳥」之計。

皺紋、黑斑、青春痘，長的部位不同，原因也殊異。以下就讓我們透過常見的皮膚毛病來探討其原因，知道了根本原因，才可能有效治療。

◉從皺紋看健康

一般認為，人只要上了年紀就一定會出現皺紋，所以都視為理所當然。但是，為何年紀大了，皺紋就會出現呢？然而，有些上了年紀的人，還是能擁有光滑柔細的好膚質；相反的，有些人年紀輕輕，臉上卻皺紋很多。原因何在？中醫認為，皺紋是體內體液不足時，所顯現在外表的現象，道理就像一個漏氣的氣球一樣，球面會變得皺巴巴的。體液在人體內循環，既可潤澤皮膚，也能靈活關節，並且促進汗與口水的流動。如果體液不足，不僅骨骼無法隨意伸曲，還會導致腿部痠痛、肌膚乾燥而出現皺紋。

上了年紀的人，體液會減少，這是因為臟器功能減退之故。老人常會覺得口乾舌燥、視力模糊，也起因於此。不過，如果年紀尚輕，臉上就有一堆皺紋的話，就有必要檢查看看，是否體內臟器出了問題。

全臉都是皺紋

相較於年紀，皺紋過多絕對不是個好現象。如果整臉都是皺紋，就要視為是因虛勞而起。所謂虛勞，是指體力消耗過多、筋疲力盡的意思。因為氣力全失，自然無法製造體液。因虛勞而導致臉上滿布皺紋，也反映出生活辛苦的程度。此外，工作過度也會長皺紋。過勞會罹患「勞倦內傷」，人體必須透過飲食來獲取充分的養分供給，而工作要適度，身體功能也才能順利運作。否則一直不停工作的話，身體狀態自然會變差。顴骨突出的人、國字臉的人、骨骼粗大的人，都是容易罹患勞倦內傷的類型，因此平素要多加注意，千萬不要過勞。

額頭出現皺紋

額頭部位的皺紋特別多，通常很多情況是因為肺功能異常才會出現。肺功能不好的人，連帶著呼吸系統也不好，一旦感冒，咳嗽會特別厲害，稍有惡化，很容易便會轉為氣喘。額頭皺紋多的人，大都靈感超群，但也很容易陷於憂鬱，動不動就掉淚。笑的時候，露出很多魚尾紋的人，大部分心臟都不好。這種人很有禮貌、守信用，精確實在的個性常受到眾人稱讚。但由於凡事力求精確，假如結果未達預期，就會變得十分急躁。體質上屬於愛笑的類型，嘴裡時常潰爛，男生有時也會受陰莖痛所苦。

鼻樑上的笑紋

有的人一笑，鼻樑上會出現皺紋。鼻樑有皺紋，表示肝臟虛弱。肝臟功能虛弱，就會時常抱怨頭暈、頭痛，這是因為肝臟是儲存血液之處的關係。血液不足所導致的疼痛症狀，下午會比上午更嚴重。所以鼻樑有皺紋的人，一到下午就覺得更疲累，腰腿痠痛。

嘴巴周圍的皺紋

嘴巴是所有食物的入口，所以和消化器官的脾胃有關，嘴巴周圍也一樣。因此嘴巴周圍皺紋多的話，就表示脾胃不佳。脾胃功能變差，就無法正常消化，造成胃脹、食欲不振。此外，脾胃主四肢，脾胃不好，活動力變差，就容易感到疲倦，老想躺下來。

【治療實例60】

眼睛乾澀，快撐不下去了

一想到老人的臉，最先浮現腦海的便是一條條縱橫的皺紋。然而，為什麼年紀大了，就會出現皺紋呢？所謂皺紋，是體液不足所顯現在外的現象。體液不足，身體的健康狀態就會變差，其中最先出現的便是眼睛的不舒服症狀。體液不足就像機器少了油一樣，摩擦力變大，難以順利運轉，因此眼睛裡的淚液會減少，彷彿有異物入眼似地刺痛乾澀。

這時，我們通常會先去看眼科，或到藥局買眼藥水。但這只是治標而不治本，點了藥水後，可能暫時會有效果，但不久又會復發。體液不足所引起的眼睛乾澀，只要配合體質，使用可補充體液的「增損白朮散」或「老人腎氣丸」、「卻病延壽湯」、「補中益氣湯」等就能見效。不只能消除眼睛不舒服的症狀，還能使逐漸衰弱的身體好轉。

六十三歲的姜先生在三個多月前到我們中醫院來求診。他的顴骨部位和臉部泛紅、身材乾瘦，個性十分急躁。「不久前，眼睛像有什麼東西跑進去一樣刺痛，還有可能是因為關節痛，不太能走遠。天氣只要稍微變涼，手腳就變得冰冷，身體還會發抖。」姜先生說話時，手也一直在抖。

他的顴骨部位發紅，表示體液枯竭。體液不足，就無法正常運送到全身各處，自然會引發許多不舒服的症狀。無法好好走路、手腳冰涼、全身發抖，都是起因於此。當務之急，必須補充不足的精氣，於是我在「六味地黃湯」中加入「補中益氣湯」，並各添加四克的知母和黃柏，作為處方治療。不久後，姜先生高興地說疲勞感確實減輕許多，眼睛不舒服的症狀也消失了。

【治療實例61】

一到晚上，全身就如針刺般痠痛

五十六歲的金女士在來醫院求診時，正在服用制酸劑、荷爾蒙藥物、止痛藥，以及其他中醫院開的中藥材。她從兩年前身體疼痛開始，該檢查的都做過了，人家說有效的藥也吃過了，但身體情況一直不見起色，現在只能服用可以緩解疼痛的藥。「什麼亂七八糟的檢查都做過了，醫院只說檢查不出正確病因，真教人氣悶。」她抱怨地說。「請妳說說看，到底是什麼樣的症狀。」我要她仔細描述症狀。

「晚上明明很睏，但一躺下來，全身就像針在扎一樣痠痛發麻，而腰背就像被大石頭壓著一樣沉重又抽痛，連轉個身子都很困難。所以晚上無法入睡，想閉個眼睛，身體又開始痠痛發麻。」「所以妳才吃止痛藥啊。那麼，妳為何又吃制酸劑呢？」我能理解患者的痛苦。「不吃的話，肚子又會脹氣，胃酸一直往上湧。醫師您不知道，每天早上反胃嘔酸有多難受，所以我前一天晚上一定要先吃制酸劑。」她無奈地說。「那荷爾蒙藥物呢？」「我的月經遲遲不來，到婦產科檢查，說不是更年期，要我吃藥。」看到這樣的病患，真叫人同情。一天要吃這個那個的藥物，卻只能壓制難受的症狀，無法進行根本治療，一定需要很大的忍耐力吧？而且服用這麼多種藥物，有可能產生副作用，不得不多加小心。真正好的藥物，不只是能減輕疼痛，而且要能從根本治療疾病，讓病人將來即使不吃藥，也能健康活下去。

那時金女士剛做完撫平皺紋的整形手術沒多久，臉上殘留的皺紋看起來更明顯。最引人注目的是，雙眉之間和鼻樑上清晰呈現的幾條皺紋。這表示她的根本之氣已斷，腰腿不好。皺紋就像樹木的年輪一樣，可以視之為體質的外在標誌。因此，即使動過整形手術，皺紋還是會再長出來。此外，金女士的臉和手背上滿布著與實際年齡不符的老人斑，過早出現的大片老人斑，表示受外氣所傷。

把脈後發現，金女士的脈象很沉鬱。雖然金女士說自己並沒有什麼傷心之事，但她的個性本來就敏感，加上快到更年期，應該會覺得心情低落。綜合各種症狀來看，金女士應該是罹患了虛勞症❶。如果對此置之不理，剩下的餘生只能與多種難受症狀一起度過了。我為虛勞症所苦的金女士開了「加味人參養榮湯」來治療，因為病情嚴重，我建議她必須多服用幾劑湯藥才行。

◉從法令紋看健康

法令紋，是指從鼻翼兩側往嘴下方延伸的線條。法令紋深的人，表示腰腿虛弱，也代表腎氣虛弱的意思，也可以說是肝腎功能衰弱。因為肝腎不好，小便常有不清爽的感覺，還會容易便秘。這一類型的人臂腿無力，整個人會經常覺得疲勞困倦，腿部肌肉也常抽筋。此外，還有視力模糊、易受驚嚇以及變得不安焦躁等傾向。

【治療實例62】

扭傷臀骨後，腰腿交替疼痛

六十二歲的鄭先生，開計程車已經有二十多年。有一天他不慎扭傷了左臀骨，吃了藥局開的藥，也貼了傷痛藥布，馬上就沒事了。但最近，小腿肚卻開始痛了起來，起初只要做做物理治療馬上就不痛了，但現在則是左右邊的腰腿交替疼痛，實在讓他忍受不了。

「消化情況還好嗎？」我問他。「有時會消化不良，還有嚴重頭痛，此外即使是吃冷麵，背上還是會不停冒冷汗。」鄭先生說。「看來，您的身體很容易發冷。就像機器老舊一樣，也該加點油了，您說是嗎？」

鄭先生的臉上有兩道很深的法令紋，從兩側鼻翼一路往下延伸到嘴角，額頭皺紋也很多，是屬於腰腿不好、腎臟容易得病的體質。此外，他的身材瘦削，卻流汗過多，顯示是體液外洩，必須盡快滋補身體才行。

「如果是年輕人扭了臀骨，不會這麼嚴重，這表示您的身體在某種程度上已經衰老了不少。」我幫鄭先生開了「老人腎氣湯」為處方，以治療腰腿疼痛。一旦體力提升，汗就不會再流那麼多了，整個人看起來也會神清氣爽。沒過多久，鄭先生高興地親自來道謝：「原來中藥這麼好用啊！」

❶中醫認為虛勞是因為長期或過度的勞心勞力所造成，其中還包括七情過極、過重的心理壓力等。

◉從黑斑看健康

正值茂盛期的大樹，葉子卻開始變得枯黃，這明顯是根莖出了問題。黑斑的成因也與此類似，由於氣血不流通，臉上才會斑斑駁駁的一片，事出絕對有因，只要找對病因，從根本治療就能消除難看的黑斑。中醫認為，黑斑可以直接反映出五臟六腑及經絡的氣血循環是否暢通，而且與肝臟、脾臟、腎臟的健康情形更有密切關係。

顴骨部位的黑斑

顴骨部位出現黑斑，原因有產後虛勞症、胃腸障礙、肥胖等等。產後虛勞症，會在流產過多或生產後月子沒坐好，以及動了子宮切除手術的時候出現。罹患產後虛勞症，會有慢性疲勞、頭暈、倏燒倏退的寒熱症狀，同時顴骨部位出現許多黑斑。出現黑斑是因為體熱時燒時退，體內氣血受損。

因為胃腸障礙而出現黑斑，臉色會變黃，還會有胃脹毛病，沒吃什麼東西就有飽脹感，還會時常反胃嘔酸水。一般來說，胃腸障礙症狀多半出現在早餐吃得多、晚餐吃得少，或飲酒過度或神經過敏的時候，因此平日做好養生之道，比吃藥更有效果。

最近小兒肥胖症狀暴增，這些肥胖兒的顴骨部位大都長著黑斑或雀斑。肥胖原因，主要在於錯誤的飲食習慣。長時間食用生冷食品、不吃早餐、飯後馬上躺下、濫吃速食等等，都會造成肥胖。因此只要糾正錯誤的飲食習慣，黑斑便會消失，還可達到減肥效果。

全臉是黑斑

全臉都冒黑斑，表示根本部位有問題，這種情況多半出現在有消化障礙或神經過敏的人身上。經常有消化障礙，表示脾胃功能衰弱，觀察脾胃功能不佳者的長相，大都臉形較寬且扁平，這種人對於飲食必須多加注意。晚餐盡量少吃，飯後一定要走兩百至三百步來幫助消化。

因為神經過敏而臉上冒黑斑的人，多半會伴隨慢性疲勞、全身無力、頻尿、月經失調、心跳劇烈等症狀。神經過敏現象，女性比男性更容易發生，尤其是臉孔無肉、臉形有稜有角的女性，或鼻子高挺、長相銳利的女性，最容易出現神經過敏的症狀。尤其是獨居女性，臉上常可看到一大片黑斑，同時還有慢性感冒、疲勞倦怠感、頭痛、腰痛等症狀，而且汗流很多，有時還會子宮出血。這些症狀都有個共同特徵：週期性，在月經來潮時症狀會加劇。因為這些症狀都是與性相關，是生理作用失調所引發。

黑斑出現在眼睛下方與眼周

中醫將眼睛下方與眼周布滿黑斑的情形，視為「痰飲」現象之一。所謂痰飲，是指脾臟無法順暢地將體液運送到全身各處時所產生的症狀。患者會覺得噁心想吐、頭暈、心跳激烈；同時有嚴重的腹鳴、頻尿，即使尿完也不覺得清爽。此外，按壓肚臍與心窩中間部位，會感覺到壓痛。痰飲症會發生在長期大量食用生（生魚片、生肉片）冷食品的情況，而體重突然減輕或增加，全因痰飲症而起。在這種情況下，最重要的就是調整飲食習慣。絕對禁止食用生冷食物，蔬菜汁之類的飲品也最好避免。

兩頰冒出黑斑

如果人體無法適應風吹、溫度、濕度（風寒濕）等外界條件時，兩頰部位就會出現問題。以田地來比喻的話，兩頰就相當於畦稜（田間土壟），畦稜太薄，無法抵抗外界環境，種子就無法生根發芽，人體也一樣。人體受到風寒濕的侵害，不只兩頰會出現黑斑，肩膀與手臂也會痠痛。

鼻樑長黑斑

患有胃腸障礙或虛勞症時，鼻樑便會出現黑斑。因胃腸障礙所引起的黑斑，大都出現在二、三十歲的人身上；而因虛勞症引起的黑斑，則大都出現在五十歲以上的中壯年。所謂虛勞症，就如同老舊的機器總是嘎吱作響、故障頻繁一樣，上了年紀的人，身體各種功能都會衰退，一下這裡疼，一下那裡痛，渾身不舒服。但有時，虛勞症卻與年齡無關，早早就來報到，工作過度、縱欲過度、氣力衰退等情況，都會讓虛勞症趁虛而入，飽受其苦。

【治療實例63】

腳太熱，穿不住襪子

崔女士是個全職的家庭主婦，她的額頭和顴骨部位密密麻麻地布滿了黑斑，看起來就像沒有洗掉的污垢一樣。她抱怨喉嚨裡像卡了什麼東西似的一直很不舒服，而且打嗝情況嚴重，左臂疼痛。更難以忍受的是，她的腳發熱，連襪子都穿不住。「大冬天的，想要穿幾天襪子，但腳卻熱到受不了。就算是冬天，也得穿著鏤空的鞋子在外面走動。」

「還有其他地方不舒服嗎？」我問她。「好像沒有了。」但依我看，她的症狀絕對不可能只有這樣，只是她一直堅稱沒有，所以我只能逐一確認，才能對症下藥。於是，我便以詢問的方式開始診療。崔女士的額頭和顴骨出現很多黑斑，個性看起來也比較敏感。還有，她的皮膚龜裂如蛇皮，有些地方還出現表皮外翻的嚴重情形。看起來似乎是腎臟功能不佳，造成體內體液嚴重不足。以下是診療問答紀錄：

「疲倦時，就會有口臭吧？」我問她。

「是的。」

「有時會感到頭暈目眩、後頸僵硬、肩膀痠痛，而且背部和腰部也不太好。」

「沒錯。」

「妳有沒有視力模糊，以及肚子脹氣，沒吃多少東西就覺得很撐的情形？」

「咦，醫師您怎麼都知道？」

「因為這些都寫在妳臉上了，有時也會有耳鳴吧？」

「別說了，簡直就像蒼蠅不停在耳邊嗡嗡作響一般。」

「心裡常常感到焦躁不安，就像有人在後面追趕妳似的，妳應該很容易受到驚嚇吧？」

「醫師，您還真神呢！連我心頭不舒坦的症狀都知道。」

「最後再問妳一個問題。一到夏天，身體是不是會更不舒服？」

「每年夏天，我幾乎快死了，真希望到其他國家去住。」

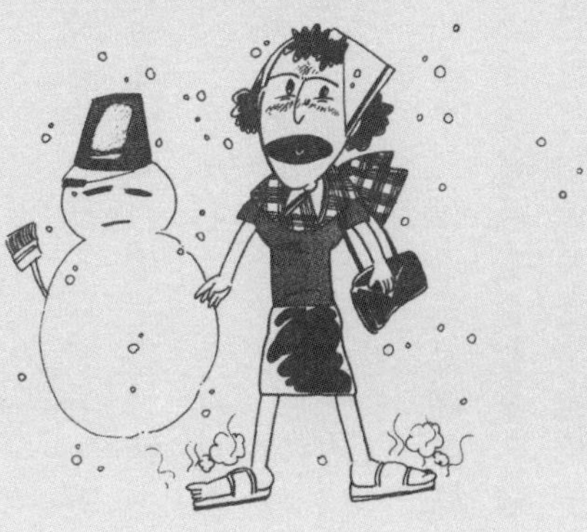

看來是腎臟功能出問題，造成體液無法在體內順暢循環才出現這些症狀。我會詢問病患夏天時的健康狀態，就是為了確認腎臟功能的好壞。夏天是心旺腎衰的季節，腎臟容易變衰弱，而原本腎臟功能就不好或只剩一顆腎臟的人，到了夏天就會更沒精神，很難受。從崔女士一到夏天就更難受的情況來看，需要以補充腎氣的處方來治療。

為了幫崔女士的骨骼加加油，我以「腎氣湯」為處方治療。沒過多久，她腳部發熱的現象就消失了；而讓患者覺得最神奇的是，她原本粗糙的皮膚漸漸現出光滑潤澤的好氣色，額頭與顴骨上的黑斑也明顯變淡。「早知道皮膚可以變得這麼漂亮，就該早點接受中藥治療。」她高興地說。

【治療實例64】

流產後一直無法再懷孕

三十二歲的金小姐結婚已經五年，卻沒有孩子，因而來醫院看診。她人一現身，我馬上就注意到她顴骨周圍滿布的黑斑，因此我推斷她曾經流產過。「妳是否曾經小產？」我問她。「沒錯。三年前好不容易懷孕，卻流產了。」金小姐說。「那是懷孕幾個月的事？」我進一步追問。「兩個月左右吧。」「按照流產月份不同，診療也有不同，因此請妳好好回想一下。」「呃……，剛好懷孕滿兩個月時。」

懷孕十個月能夠健康養育胎兒並順產的話，那是再好不過的事了。但不是每個孕婦都能這麼幸運，有些人可能會在胎兒不足月時不幸流產。然而流產也有分輕重，若是在滿二、四、六等雙數月流產的話，就非常不好。因為雙數月相當於陰，此時子宮門關閉，如果此時流產，就意味著強制開啟關閉的門拿出胎兒，自然子宮會留下後遺症。子宮若出問題，就很容易得病，也會導致再次懷孕的困難。因為金小姐是懷孕兩個月流產，很可能子宮已經留下後遺症。此外，從她臉上滿布黑斑的情況來看，也代表子宮不太好。韓國古語有云：「女子臉俏，懷孕容易。」臉俏指的不是長得漂亮，而是膚色紅潤、無瑕的意思。

「妳來月經的時候，有什麼症狀嗎？」我問她。「乳房很痛，經痛也很嚴重。以為有什麼問題，還特別去醫院檢查，結果說沒問題。但是月經週期變得越來越不規律，不知道是不是因為太勞神，一開始經期是三十四、五天，但上個月和上上個月的經期竟然拖到了四十五天。」我為金小姐把脈，發現她的病脈落在膽上，這表示壓力過重。「妳似乎太勞神了，個性原本就很敏感吧？看個電視都會哭，是吧？」金小姐點頭說是，她又接著說：「無法懷孕，讓我感到很苦惱，對丈夫及公婆都感到抱歉。」從金小姐月經來時乳房痛、臉上黑斑很多的情況來看，明顯就是子宮裡留有宿疾。為了消除子宮裡的宿疾，我幫她開了「加味濟陰丹」為處方治療。

「醫師，我很想有個小孩，真的可以如願懷孕嗎？」金小姐不放心地說。「妳只要好好服用我開的藥，黑斑就會逐漸消失，而且很快就會懷孕。陰曆十一月有可能懷孕，不過我勸妳，最好還是等明年陰曆三月懷孕會比較好。因為準備時間較周延，而且春天懷的小孩最健康、聰明。」雖然女性每個月都會排卵一次，但不是想懷孕就能懷孕。一年中有四次最佳的懷孕時機，只要能配合得好，就能懷寶寶。最後，因為有了希望，金小姐的臉色一下子就亮了起來。

◉從青春痘看健康

雖然說青春痘是青春期常見的皮膚毛病，但如果冒了一臉的痘子會讓人很困擾。青春痘不能擠破，否則症狀會更糟糕，而且青春痘也不同於黑斑或斑點，即便治療後仍會留下痘疤，造成皮膚老化。因此想要擁有人人稱羨的好膚質，長青春痘時最好盡早治療。

額頭長青春痘

對男生來說，額頭就相當於心臟，而下巴相當於腎臟。相反的，對女生來說，額頭相當於腎臟，而下巴相當於心臟。像這樣分性別診療看病，也是中醫的特色之一。所以女性若額頭長滿青春痘，就表示腎臟功能不佳。中醫將腎臟功能不佳，以「腎水氣」不足來表示。因為腎水氣不足，額頭上長滿青春痘的女生，通常皮膚會偏黑且粗糙，同時還伴隨腰痛、暈眩症及耳鳴等症狀。此時，如果使用可補充腎水氣的「六味地黃湯」來治療的話，不只是青春痘，連腎臟功能都會好轉。當然，還是得配合個人體質用藥。

下巴周圍的青春痘

每個人的下巴都長得不一樣，有些人的下巴特別突出，也就是俗稱的「戽斗形」下巴。像這種下巴向外突出的人，就如同植物根部外露一樣，中醫視為先天身體的根基不足。根基不足，就會引起脾胃循環障礙，因此這種長相的人，一般胃腸都不好。相反的，幾乎沒有下巴的人，腰腿、子宮及其他附屬器官偏弱。用水箱來比喻的話，短下巴就像小水箱一樣，無法儲存大量的水。

女性的下巴相當於五行中的火，此處所謂的火是指身體裡所產生的熱氣。如果神經敏感，常為了一點小事就擔心憂慮或大發雷霆，讓體內積存熱氣，火氣就會上升並向外噴出，下巴周圍就會冒出青春痘。此時，服用可安神降火的藥劑固然重要，但更要緊的還是懂得掌控自我的情緒。

臉上和胸口都有青春痘

雖然少見，但有些人會同時在臉上及胸口冒出青春痘。胸口長青春痘，是因為痰熱所引起，算是痰飲症的一種。對生冷飲食過敏的人，如果吃多了這類食物，因為氣血無法正常循環，火氣就會累積在上焦（胸部以上的部位），因此就會導致胸口冒出青春痘。如果是痰熱引起的話，同時還會伴隨口腔炎、胸口疼痛、後頸抽痛等症狀。此外，兩頰和顴骨周圍也會長青春痘，可以參見黑斑一節的內容。

【治療實例65】

沒有食欲，黑眼圈嚴重

不久前，有個三十二歲的家庭主婦到醫院求診，問我胸部和手臂上的皮膚病是否能治癒。「我最近一點食欲都沒有，口臭也很嚴重。自從胸口和手臂上得了皮膚病後，只要喝啤酒，就更癢得厲害。」

我仔細觀察患部，發現皮膚末端腫翹，形狀看起來就像蝗螂。但從患者喝了啤酒後患部會更癢，以及她的眼睛下方有黑眼圈來看，應該是痰飲症狀。於是，我針對痰飲症狀加以詢問，以下是我問診時的紀錄：

「是否有時候會感到噁心想吐？」
「是的，最近那種症狀變得更厲害。」
「臉上會突然發熱、感到頭暈及心跳劇烈，對不對？胸口也覺得很悶。」
「對！不過，您怎麼知道我有那些難受的症狀呢？」她眼睛圓睜，十分驚訝。
「還有，妳一下這裡痠痛，一下那裡痠痛，對不對？」
「揹孩子時肩膀會痛，關節就像針刺般發疼。」

從患者的長相可以看出，她的個性敏感、易怒，而且有潔癖。因此，我針對患者的個性及問診結果得到答案：沒有食欲、嚴重的黑眼圈等症狀，應該屬於神經性因素。診療腹部時我也發現，她肚臍裡有液體流出，還發出臭味。中醫稱此為「癰疽」，所謂癰疽，簡單來說就是發炎化膿，被視為大病之一。診療結果顯示，黑眼圈與皮膚病之間彼此相關，都是因為個性敏感、易怒而引發。因此我判斷皮膚病是痰熱所引發，在「二陳湯」中加入蒼朮、白朮、川芎、山楂做為第一輪的治療。第二輪則是為了治療肚臍的癰疽，我以「加味平胃散」為處方治療。

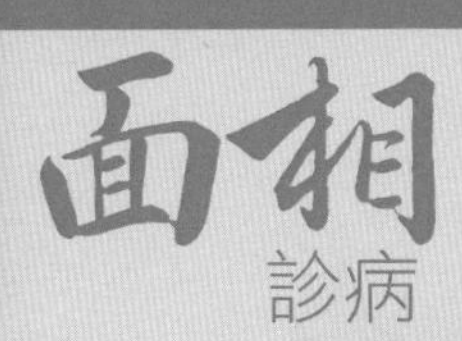

3 這麼做就能健康

吃喝拉撒睡是人的本能，但不是人人都會。
怎麼吃才健康？怎麼喝才有益身體？
怎麼睡才能消除疲勞？怎麼動才能幫助氣血循環？
除此之外，你知道調養身體也要跟著自然律動走嗎？
冬養夏藏，隨著春夏秋冬四個季節的轉換，
人體的五臟六腑也會跟著變化，
四季健康法教你如何遵循四季屬性來調養身體。

【第一章】……早餐吃得像皇帝

民以食為天，吃得飽、吃得好，這個現在看起來這麼簡單的生活條件，卻是以前那個戰爭頻繁、流離失所的年代裡，每一個人的心願。

老一輩的人總愛說「會吃就是福」，但隨著經濟起飛、生活條件大為改善後，對「食福」的過度野心，反而成了火氣上升、百病叢生的罪魁禍首。過度攝取質好味美的食物，除了肥胖外，還帶來了各種各樣的毛病而飽受其苦，例如糖尿病、高血壓等生活習慣病。食福不是福，反而成了食禍。這些副作用，都是因為不懂得「該吃什麼，該怎麼吃」的錯誤飲食習慣。

天地以五穀養人，身體的根基必須靠飲食力量來支撐，由此可知日常飲食的重要性。但日常飲食也有一定要遵循的法則，如果每天重複著違背此法則的飲食習慣，先天體質再好的人，久而久之也會被病痛折磨。早、中、晚平凡的一天三餐，對我們的健康是守護，還是危害，就端看我們怎麼做。

那麼，究竟什麼才是正確的飲食習慣呢？其實很簡單，而且幾乎人人皆知。以下我們就來探討什麼才是正確的飲食之道。

◉該吃什麼好呢？

最近為了「吃什麼才好」，意見紛紜，莫衷一是。有人說肉類對身體不好，應該多吃蔬菜；有人說糙米比白米對健康更好，應該改吃糙米……。當然，這些論點都有合理的支撐理論。

其實，只要不偏食，想吃什麼就吃什麼吧！不管肉類也好，蔬菜也好，只要不偏向哪一邊，找出適合自己的口味就可以了。如果你覺得某種食物好吃，就表示你自己的身體需要那種食物。比如說，孕婦老想吃自己平時根本不碰的東西，從這個角度來解釋，馬上就覺得合情合理：為了能夠健康地撫育新生命，身體自動就會想補充平時不足的營養素，這是一種出於本能的欲望。不過，為了孩子偏食問題一直煩惱的家長們一定覺得不以為然。「我們家孩子不愛吃飯，每天只想吃披薩、漢堡，整天零食不離口。難道就不管他，隨他高興嗎？」當然不是！對於孩子偏食的問題，我們應該從孩子為何會偏食的角度來探討，而不是一味地強迫孩子吃他們不喜歡的東西。因此解決孩子偏食的問題，家長的用心與努力是最重要的。我的建議是：讓孩子在還無法正確區分飲食味道的年紀，就使用各式各樣的食材，讓孩子能夠均衡攝取與品嘗。等到習慣品嘗各種滋味後，孩子就絕對不會偏食。

因此，如果不偏食，想吃什麼就吃什麼吧！不過，還是有些食物能不碰就不碰。

首先，不碰冷飲或冰涼的食物。因為涼食會使人體內所有內臟的功能萎縮，造成氣血循環狀態惡化。我們的身體必須維持適當的體溫，五臟六腑的功能順暢才能維持健康。如果習慣一直吃涼食，氣血就會凝聚一處，造成痰飲症狀。一旦產生痰飲，眼睛下方會出現明顯的黑眼圈，消化功能變差，經常覺得噁心、頭暈，而這就成了萬病根源。尤其是成長發育期的青少年，這是絕對要遵守的飲食禁忌。在寒冷處撒下的種子無法正常生根，長出來的莖葉軟弱無力，人體的運作也是同一個道理。

其次，不碰太鹹或太辣的食物。這類食物吃太多會損傷元氣，造成體力衰退、壽命縮減。可能的話，最好不要食用刺激性食品。

第三點，看體質吃東西。比如說，臉上特別容易泛紅的人，最好不要吃太燙或太辣的食物。因為臉上泛紅，表示先天體質心臟較差，而太燙太辣的食品會刺激心臟。皮膚特別白的人，先天體質肺功能不好，要避免喝冰水或吃生冷飲食，否則容易傷害肺部，很有可能罹患支氣管炎、肺炎或肺結核等各種肺臟疾病。

◉怎麼吃才正確？

現在，我們已對「該吃什麼」有了初步瞭解。但是相較之下，「怎麼吃」更為重要。因為飲食引發的大部分健康問題，通常都源於錯誤或不良的日常飲食習慣。那麼，要怎麼吃才能享受健康的生活呢？

早餐像皇帝，中餐像王子，晚餐像乞丐

一言以蔽之，就是遵守「朝飯夕粥」的原則。所謂朝飯夕粥，就是早上一定要好好地吃，晚上就像喝粥一樣，簡單吃就好。從人早上起床後開始一天的活動，而晚上要睡覺休息的層面來想，就很容易理解其中道理。

消化食物的任務，不是由胃負責，胃只是接收食物的儲存桶罷了。依照中醫理論，與食物的消化、吸收與運輸有密切關係的是「命門之火」❶。「命門之火」可以暖脾胃，讓脾胃發揮正常的運化功能。而脾主四肢及肌肉，尤其四肢為健康之本，四肢活動時必須吃東西，才能造血、造肉、造體液，讓身體內的各種功能順利運作。因此我們一定要吃早餐，才能應付一整天要做的事情。到了不需要活動四肢的晚上，就必須少吃一點，而且晚上胃氣關閉，此時吃下太多食物會強制讓胃活動，後續就會出現問題。

如果不遵守「朝飯夕粥」的原則，晚上吃很多或喜歡吃消夜，就會罹患各種疾病。例如中醫所謂的「內傷發斑」❷，指的是四肢感染惡性皮膚病；也可能造成氣喘，此時的氣喘稱為飲食性氣喘，特徵是清晨咳嗽十分嚴重。此外，還有臉上長滿青春痘，以及飲食性腹痛、飲食性腹瀉、飲

❶ 即腎陽，是推動五臟六腑的溫煦陽氣，與人體的生長、發育、生殖和衰老密切相關。按現今醫學來說，是指腎上腺素。

❷ 「內傷發斑」由元代名醫朱丹溪所提出，《丹溪心法・斑疹》中說：「內傷斑者胃氣極虛，一身火遊行於外所致。」認為皮膚發斑是由熱盛所致。

食性腰痛等許多疾病。如果這些症狀出現後，晚餐仍然大吃大喝的話，就可能導致中風、坐骨神經痛、骨刺或食厥症。所謂的食厥症，症狀類似癲癇，轉眼間便會陷入昏迷狀態，但檢查時，卻查不出任何異常現象。此外，如果成長中的孩童常常不吃早飯的話，個子就不會長高，對頭腦發展也有不良的影響。

因此隨著吃法的不同，飲食可成藥亦可成毒。或許有人認為不吃早飯沒什麼要緊，一天只吃兩餐，營養就夠了，但這種想法其實很危險。通常體質瘦削的人都會這麼主張，但瘦削的人，脾胃功能比肥胖的人好，就算不吃早餐，身體也不會有什麼大礙。相反的，肥胖的人原本胃腸就差，如果老是不吃早餐，絕對會生病。再強調一次，就我個人經驗所得，主張不吃早餐的論點，最大的疏失就是忽略個人體質的差異。

然而，朝飯夕粥的原則卻與體質無關，而是適用於任何人身上，即任何人都必須遵守這樣的飲食規則。《東醫寶鑑．內景篇》也提到「暮無飽食」、「暮食不若晨食」，強調朝飯夕粥的重要性。同時，因肥胖而煩惱的人，只要遵守朝飯夕粥的原則，必然可以看到減重效果。

細嚼慢嚥，邊聽音樂邊吃飯

吃飯時一定要細嚼慢嚥，才能正常消化，精神也才能安定；而且最好能邊聽音樂邊吃飯。由於脾臟喜歡音樂❸，邊聽音樂邊吃飯，有助於脾臟磨碎並消化食物。音樂不一定要選擇古典音樂，只要是自己喜歡聽的音樂都可以。

飯後不要馬上躺下或工作

飯後馬上躺下，是最不好的習慣。飽食後躺下的話，一開始或許沒有什麼感覺，但久而久之，腹部便會生硬塊，中醫稱為「積聚」，有發展為大病的危險。因此，飯後最好用手摩擦臉部，並撫摸腹部數百次後，再散步兩百至三百步，如此消化才會好，所有的病都不會找上門。此外，飯後馬上工作也對健康不好。飯後馬上工作或運動，容易損傷脾臟。如此一來，不僅會造成消化障礙，全身的健康狀態也會變差。

不要暴飲暴食，也不要餓著肚子工作

暴飲暴食會損傷脾胃，也是與脾胃相關的各種疾病的根源。脾胃主四肢，暴飲暴食可能導致身體疲勞，使得脾胃功能變差，就可能出現食後昏睏症。此外，在飢餓狀態下工作，也會損傷體氣，對健康不利。

以上簡單介紹了維持健康的正確飲食習慣，最重要的還是在於身體力行。不管是多好的方法，如果不能確實在實際生活應用的話，就像英雄無用武之地，完全發揮不了任何作用。而其中最重要的飲食原則，就是「朝飯夕粥」，想要達到健康長壽，務必要遵守。

❸ 明朝中醫典籍《壽世保元》云：「脾好音樂，聞聲即動而磨食。」美妙的音樂可以促進腸胃蠕動，幫助消化。

【第二章】……睡覺也有原則

痛苦莫大於不能睡覺，所有拷問的酷刑中，最令人難以忍受的就是不讓人睡覺。對人類來說，睡覺不只是短暫休息的單純行為，睡覺就像電池充電一樣，是為了明天的活力而補充身心能量。晚上必須有充分睡眠，肝膽才能充分造血，也才能維持身體健康。如果血液不足，無法正常充電的話，大腦就會陷入極度困倦的狀態，體力也會迅速衰退。如果不眠狀態持續下去，不僅無法進行正常活動，甚至還可能導致死亡。

古人說「快眠、快食、快便」❶，是健康長壽的三大祕訣。那麼，每天該睡幾小時才能健康長壽呢？有人說，只要沉睡，即便一天只睡四個小時也沒關係；也有人說，一天最少該睡足七至八個小時。為什麼會有如此相悖的意見呢？以下就是我的回答：睡覺也要符合天生體質。體格高大、肥胖的人，配合其體型，自然需要較多的睡眠時間；而身材瘦削的人，就算睡眠時間不多，也不會造成什麼問題。這是因為兩者需要充電的能量多寡不同。想要開動大型車，需要用到的油量一定會多於小型車，這是相同的道理。

但如果睡眠時間過多，就有必要到醫院求診，看看是否有氣虛毛病。肥胖者如果睡太多，一般都是因為氣虛關係。此外，到了春天必定會找上門的春睏症❷，其實是因為消化系統的脾胃之氣轉虛所出現的症狀。如果身體沒有任何問題，卻時常感到困倦，或一覺起來仍覺得沒睡飽的話，就要考慮是否睡眠姿勢不良。睡覺最好的姿勢是像蝦子一樣蜷曲側睡，一般都誤以為平躺睡覺最好，但其實這種姿勢反而有礙沉睡。中國的古代聖人孔子也喜歡側睡，這在史籍中有記載：

> **屈膝側臥，益人氣力，勝正偃臥，按孔子不尸臥，故曰睡不厭蹴，覺不厭舒。凡人野睡則有鬼痛魔邪。凡眠，先臥心後臥眼。人臥一夜當作五度，反覆常逐更轉。**
>
> ——孫思邈《備急千金要方》

《東醫寶鑑》裡亦有「蓋舒臥則招魔引魅」的說法，意思是平躺睡覺則無法熟睡。至於側睡較好的原因，在於日與夜的呼吸方式不同。白天用皮膚呼吸，到了晚上，則不再以皮膚呼吸，而是以大腸（肛門）呼吸，而側睡正是有益於此大腸呼吸的姿勢。晚上進行的大腸呼吸，不僅可排除體內的惡氣，還可補充心氣，強壯心臟。因此心臟虛弱或體質虛弱的人，最好養成側睡習慣。

然而，側睡不是一個姿勢到天亮，最好一個晚上能四、五次改變睡姿。也就是說，一開始先側睡，然後換成平躺，再轉成側睡。睡覺時，最好閉著嘴巴睡，因為張嘴睡的話，氣力會流失，且

❶ 此處的「快」是指愉快而非快速，意思就是說好好吃喝、好好睡覺、好好拉撒排泄。

❷ 一到春天，容易出現懶散、注意力不集中、倦怠感等現象，即使晚上睡眠時間充足，白天仍然精神不振，這便是所謂的「春睏症」。

惡氣會從口裡進來，成為發病原因。

睡覺時，開著燈睡也不好。小孩常因為怕黑，夜裡不敢關燈睡覺。這是因為膽虛之故，通常這類孩子的特徵是指甲很薄，而指甲正可顯示肝膽的實虛狀態。過於膽小害怕的孩子，不要置之不理，最好能給予治療。所謂「燭燈而臥，神魂不安」，成人若開燈睡覺會心神不安，無法沉睡，睡了跟沒睡一樣。

不管是成人或小孩，睡覺時一定要蓋條被子。白天氣溫高，空氣較輕，但晚上氣溫下降，空氣會變重，而阻擋此沉重空氣的盾牌就是被子。不蓋被的話，早上起床時會覺得身體不舒服、精神不好，原因就在此。即使是悶熱的夏天，也要蓋條薄被子睡覺，這對健康才有利。尤其是心肺功能不好的老人，更要多加小心。

睡覺問題中，最嚴重的便是失眠。想睡覺，卻連著幾天都睡不著，如果一夜睜眼無眠，會令元氣大損。此外，還要盡量在晚上十二點以前上床睡覺，以促進肝膽造血作用順暢，才能維持身體健康。因此，飛機機師、空服員、護士等必須熬夜的人，對自身健康要特別用心。年輕人與老人的失眠症狀也不同。老人性失眠是由於氣力衰弱所顯現的自然現象，其特徵是白天嗜睡，晚上睡不著。罹患老人性失眠的人，大多數都是肥胖體質；相反的，年輕的失眠者大都屬於瘦削體質，兩者截然不同。由於肥胖者天生精神就比瘦削者差，因此若想治療老人性失眠，最要緊的就是補充氣力，可以使用「加味六君子湯」等漢方。

【第三章】……性事與健康

在韓國，最熱門的蜜月旅行去處首推濟州島。可以體驗搭飛機、搭船，還可陶醉在如同海外島國的情趣，不愧是首選的蜜月勝地。然而，近來如果說要去濟州島度蜜月，一定會有人惋惜地說：「好可惜啊，怎麼不去國外度蜜月呢？」

雖然經濟不景氣頻傳，但至少在不久前，去關島、夏威夷或泰國等東南亞國家度蜜月的新婚夫婦還是非常多。理由是，旅費低廉，距離也近，去一趟負擔不大。但是，到這麼熱的地方度蜜月，其實是必須慎重考慮的事。身為中醫師，我對此強烈反對。這可不是單純的個人好惡，而是有十分堅實的立論依據。

◉天氣太熱不宜行房

中醫認為在過熱的氣候行房，男子恐傷腎，女子恐傷子宮。如果在那種狀態下懷孕，很有可能會產下先天性心臟不好或有嚴重胎毒、說話口吃等體質虛弱的孩子。讓我們來看看以下《活人方》

的內容：「夏一季，是人脫精神之時，心旺腎衰，腎化為水，至秋始凝，及冬乃堅，是故慎房室，固養精氣。」

悶熱的夏天為心旺腎衰的季節，以樹木來比喻的話，就是樹葉茂盛、樹根變虛的時節。樹根虛弱的夏天，如果縱欲過度，已經很虛弱的樹根當然會變得更加不結實。因此，在健康上會產生很多問題，甚至還會使腎臟受損。夏季時最好不要有性行為，也不要懷孕。一般人不知道這個事實，仍舊在盛暑季節到海外炎熱的地方度蜜月，這實在是令人哭笑不得的鬧劇。

太熱的天氣不宜有性行為，太冷的日子，性行為最好也要慎重。此外，從時間上來看，地支的丙、丁日，以及陰曆每月初一、十五和最後一天，最好不要行房。白天或開燈行房也不好。如果不遵守這些規則，陽氣會大受損傷，還會導致各種疾病。還有，若在風雨交加或打雷閃電的日子行房的話，男子恐傷腰，而女子的子宮和心臟容易招病。

◉食色性也，要懂得適可而止

說了這麼多，一定有人會質疑，性是享受，應該隨興所至，哪來這麼多禁忌啊？不管是頹廢的富二代或夜貓族，很多人對一夜情都抱著不在乎的態度。然而，越是到了這種時候，越需要節制性生活。

人的生活，離不開呼吸、吃飯、工作與性。但唯有適當且有節制的性生活，才是健康生活之鑰。如果過度縱欲，就會招來各種疾病。

縱欲過度帶來的毛病

因縱欲過度引發的症狀中，除了虛勞症（見下文的「治療實例66」），還有下列幾種：

- 陰虛腰痛，即腰部抽痛的症狀。
- 頭痛時，腦中天旋地轉，伴隨暈眩症。
- 很會流汗，腰部以下若流汗過多，表示健康已亮紅燈，這種情況大都發生在男性身上。
- 右耳老是耳鳴。
- 鼻子裡有焦糊味，有時還會喉嚨痛。
- 一到晚上就全身痠痛。
- 腳底發燙，腳熱得無法放進棉被裡。

女性到了四十九歲左右就接近更年期，會逐漸停經；而男性到了六十四歲左右則開始閉精。因此在唐代孫思邈《千金方》的素女法中有「六十者，閉精不洩」的說法。即指年過耳順的男性不要隨便消耗精液，才能健康長壽。但觀現今男人，無所不用其極地尋求強精劑和罕見的強精食品，完全不顧及過度縱欲會造成肉體受損的事實，比如威而剛的風潮正是如此。

如果是因為體質虛弱或過勞所導致的體力耗損，以及上了年紀隨之而來的虛勞症狀，需要專門處方治療，並同時補充精氣。補充精氣的食品有五味子、白茯苓、枸杞、山茱萸、鹿茸、芝麻等；但還有比這些更輕易可得且低廉的強精食品：煮粥或飯時，正中央滾滾而起的濃稠米湯。喝了這米湯最能再生精液，世上所有食物中，只有五穀具有完整的味道，吃五穀也最能有效補充精氣。

元氣大幅衰退的老人家，食用碎米牛奶粥也非常好。牛奶和碎米（攪碎的米粒）一起煮粥吃，即便沒有任何不舒服的症狀，也可當作平日維持健康的天然保健食品。

【治療實例66】

縱欲過度後遺症

不久前來求診的七十六歲金先生，因為性生活過度而出現各種症狀。金先生看起來比實際年齡健康多了，臉色也十分紅潤。他抱怨說：「頭暈目眩，連走路都無法好好走，喘得很厲害。有一次還流鼻血流個不停，只好到醫院住院。還有，我晚上如果不吃安眠藥，就完全睡不著。」不僅如此，金先生又補充說他有頻尿症狀。陪著金先生一起來的妻子看起來很年輕，雖然自稱已有五十五歲，但還有月事。這顯示她的身體狀況比實際年齡年輕，且健康狀態良好。我問金太太兩人的性生活如何？金太太害羞表示，兩人幾乎每天都做，她接著又說，丈夫可能有疑妻症，因此才會如此頻繁地要求。

透過金先生的症狀與金太太說的話，顯然金先生是因為性生活過度而引發虛勞症。虛勞症是由於縱欲過度或曾經流產，導致真陰枯竭所顯現的症狀。患者不僅會出現暈眩症，一到晚上更會出現如針刺般的全身莫名疼痛。對於虛勞症，只要使用可降虛火、補真陰的「瀉陽補陰湯」一類的處方即可治療。換句話說，就是讓樹根更加堅固，樹葉更加茂盛。服用一劑「瀉陽補陰湯」後，再到醫院回診的金先生看起來神清氣爽，臉色更加紅潤乾淨，暈眩症也好多了，所以要求再開一劑。

【第四章】……四季健康法

一年有春夏秋冬四季，每到季節變換時，有些人總會毫無理由地流失氣力，提不起勁，整個人變得病懨懨的，一般稱為「季節病」。一到春天，有些人就會抱怨身體沉重，平時就很難受的關節炎症狀更加嚴重。而有些人到了冬天，或到比較寒冷的地方或吹了冷風，就會咳嗽連連，或出現蕁麻疹症狀，全身又癢又難受。

所謂的「恐春病」或「恐夏病」，也是指人體無法適應自然環境的變化所引發的症狀。隨著春夏秋冬四季的轉換，氣溫或冷或熱，人體的五臟六腑也會跟著變化。儘管人稱萬物之靈，但人類到底還是大自然的一部分，不能不隨著季節變化來調養身體。比如說，春季是肝旺肺虛的季節，肝雖然旺盛，但肺功能會衰退；夏季是心旺腎虛的季節，心臟功能旺盛，但腎臟功能衰退。這都是人體為了戰勝季節，無意識的一種維續生命的本能。因此，若想健康地度過每一個季節，就必須掌握人體隨著季節更替的變化才行，如此才能以適當的養生之道因應。

◉春季：濕氣與風寒較重，宜小心關節炎與風濕痛

《黃帝內經》：「春三月，此謂發陳。天地俱生，萬物以榮。」陽春三月又稱「發陳」，是大地復甦、萬物萌動生長的時節。一到春天，冬季凍透的土地暖化，儲藏在根部裡的陽氣簌簌鑽出地面。就像大地一般，我們的身體內也產生相同的現象。春天正是人體調養身體五臟的大好良機，而按照中醫的養生原則，春季是養腎的好時節。

春季好發毛病

代表性的例子，就是因濕氣所出現的症狀。春天大地消融，空氣變得濕潤，我們的身體裡也會累積濕氣而出現不舒服的症狀，例如消化不良、胸口氣悶、身體猶如千斤重、全身乏力，老是想躺下來，臉或手也會出現水腫，平常關節不好的人會變本加厲。有些人一到春天就一定會犯的春睏症，也是因為濕氣導致消化系統的脾胃功能受損。

春天也容易罹患腿疾。春天時，冬季儲存於根部的陽氣會向上竄出，陽氣上竄之際，會以腿部為軸心開始，而女性是從右腳，男性則從左腳。此時如果陽氣不足，女性主要是右腳無力，而男性是左腳無力，表現出來的症狀可能是毫無理由的腳踝疼痛或腫大，或是經常拐到腳，導致筋肉拉長。此外，到了春天，平常血壓高或肥胖的人要特別注意中風。春天是多風季節，中醫認為「風為百病之長」，如果一不小心因風受損，血壓就會升高，頭暈目眩，想吐、頭痛，還會出現耳鳴、精神不濟等症狀。有些人站在地面上，感覺就像乘船一樣天搖地轉，平時還會帶點感冒症狀，久久不去。

春季感冒屬於溫病的一種，大部分都以冠了「○○型感冒」等名稱的流行性感冒型態出現。這種現象，其根本原因在於非正常的暖冬氣候，以及生活在悶熱室內的錯誤養生方式。冬天就要有冬天寒冷的感覺，如果太過溫暖，細菌不死而潛伏多時，待春天一到就會發起病症。如果我們在冬天過得太溫暖，陽氣便會向外散發，體內氣力轉弱就無法戰勝疾病。近幾年來，我們習慣在冬天時將室內溫度調太高，這種穿著短袖過冬的生活文化，不僅造成能源的浪費，也對健康造成不好的影響。

春季養生這麼做

那麼，春季時該怎麼做才能有益健康呢？《東醫寶鑑．內景篇》中有引自《黃帝內經．素問》對於春季健康管理的記載：

> 春三月，此謂發陳，天地俱生萬物以榮，夜臥早起，廣步於庭，被髮緩形，以使志生，生而勿殺，予而勿奪，賞而勿罰，以春氣之應養生之道也，逆之則傷肝，夏為寒變，奉長者少。

春天是寒冷空氣轉暖的時期，因此為了便於接收溫暖氣息，衣服也要穿得比較寬大，頭髮和身體都要舒適地放輕鬆。所吃的食物，要以適合季節的當季食品為主，最好多吃山蒜和薺菜之類的春菜。同時春天元氣不足，濕氣增多，可補元氣的食品有人參茶、黃耆、雞肉等。

春天尤其要遵守「朝飯夕粥」的原則，小心不要引發腸胃疾病。春睏症也是因為脾胃功能不佳所引發的現象，因此更要奉行早上多吃、晚上盡量少吃的飲食原則。此外，多多食用黑豆和黑芝麻、豬肉之類的食品，可以促進腎臟功能。冬季時節，腎臟為了維持人體健康而勤奮工作，春季時當然會變得筋疲力盡，而且接著而來的夏季是腎臟轉衰之際，因此更要趁著春天好好滋補腎臟，才能順利度過夏天。

◉夏季：子宮與腎臟功能衰退，必須節制性生活

春夏秋冬四季中，秋冬兩季是陰陽氣血（即人體的所有營養）進入根部的時期；而春夏兩季則是儲存在根部的陰陽氣血萌芽之際。因此要隨之採取適當的養生之道，才能維持健康。尤其夏季是健康保養最困難的季節，必須多花點心思才行。《衛生歌》❶特別強調了夏日健康管理的重要性：

四時惟夏難調攝，伏陰在內腹冷滑，補腎湯藥不可無，食物稍冷休哺啜，心旺腎衰何所忌，特戒疎泄通精氣，寢處猶宜勤密閒，默靜志慮和心氣，米漿菜果不益人，必到秋來成瘧痢。

夏季好發毛病

夏季的熱氣容易損傷元氣，此時如果不補充元氣，精神容易渙散，集中力與意志力都會降低，還會因為頭痛、慢性疲勞、食欲減退而感到難受。此外，夏天通常想吃很多冰涼食品，但如果這類冰涼食品吃太多，症狀會加劇，必須特別注意。另一方面，忌食冰涼飲品的原因，在於人體的所

有元氣（元氣、陽氣）都為了要戰勝熱氣而聚集到皮膚或浮到上半身，導致腹內空虛，在腹內陽氣不足的狀態下吃了冰涼食品，會導致消化器官受損，而引起嘔吐、腹瀉等症狀，甚至還會出現體內寒熱交替的症狀。

「注夏病」❷是夏季期間（尤其是晚春和初夏時節）常會出現的一種症狀，患者會沒有食欲、頭痛、身體發熱、腿腳無力。注夏病是由於陰虛、元氣不足而引發的一種症狀，必須配合季節加以徹底治療。此外，夏季為心旺腎衰的季節，子宮與腎臟方面都會變得衰弱，如果縱欲過度，就會造成體力大量流失，導致腎臟受損。因此在炎炎夏日，最好不要懷孕，也不鼓勵在夏季結婚。近來時興到海外熱帶國家度蜜月，這也是我想力勸的事情。中醫認為，在炎熱氣候懷孕，很有可能會產下骨骼和下半身虛弱、說話口吃的孩子。懷孕的最好季節是春季和秋季。

夏季養生這麼做

夏天要避免吃冰涼食品，但某種程度上又需要消暑，這時就可以煮「人參冷茶」飲用。人參冷茶是將人參用水充分煮過後放涼，再加入蜂蜜飲用。如此一來，既不會發生腹瀉，也能消除乾渴，尤其對皮膚白皙的人或鼻子很大的人最有效果。另外也可以將五味子、人參、麥門冬以一：一：

❶《衛生歌》是中國初唐著名醫學家孫思邈的養生著作，但韓文版本與原著文略有差異。原文如下：「惟有夏月難調理，伏陰在內忌冰水；瓜桃生冷宜少食，免至秋來成瘧痢。心旺腎衰宜切記，君子之人能節制；常令充實勿空虛，日食須當去油膩。太飽傷神飢傷胃，太渴傷血多傷氣；飲食喝飲莫太急，免致膨脹損心肺……」

❷元朝朱丹溪的《格致餘論》中提到注夏病：「今日多有春末夏初，患頭痛腳軟，食少體熱，仲景謂春夏劇秋冬瘥，而脈弦大者，正世俗所謂注夏病。」

二的比例加水煮後飲用，效果亦佳。五味子有補充元氣、消暑解渴的功效。夏季滋補元氣的食品有桃子、杏、韭菜、麥飯等，桃子、韭菜可以提高在春季期間勤奮工作的肝臟功能；麥飯可以克服暑熱；熱性體質吃大麥可以降熱，就算不是夏季，平時也可多多食用。

還要注意的是，夏季必須滋補逐漸衰弱的腎臟功能，可以多吃黑豆、黑芝麻，並且多使用雞肉或青蔥一同料理。不過，黑豆、黑芝麻還是秋天吃最能發揮功效，因此夏天最好的滋補食品，還是放了很多青蔥的參雞湯。要提醒你的是，韓國藥膳偏方「黃狗肉補身湯」❸只適合夏天食用。不管再好的食物，都必須在適當時候享用，才能達到最好的效果。

◉秋季：注意飲食，補充骨髓體液，宜增胖

一到秋天，不只五穀飽滿，連魚獸也變得肥美，這是為了度過即將來臨的寒冷冬季，而預先儲存好脂肪的一種本能生理現象。相同的道理，人體在秋天也要順應「收」的養生之道，將所有元氣都往內聚集，否則就會損傷肺氣。如果元氣在春夏向外發散而出，到了秋天就要收心，將神氣往內聚集，才能克服冬天的寒冷。

秋季養生這麼做

秋天最重要的就是多吃飯、多長肉，以便補充骨髓裡的體液。因此即使服用中藥，也以能促進食欲為秋天養生處方。《東醫寶鑑・內景篇》引《黃帝內經・素問篇》對秋季健康法有以下記載：

秋三月此謂容平，天氣以急，地氣以明，早臥早起，與鷄俱興，使志安寧，以緩秋刑，收斂神氣，使秋氣平，無外其志，使肺氣清，此秋氣之應養收之道也。逆之則傷肺，冬為泄，奉藏者少。

秋季是肺轉旺而肝轉衰的季節，早晚溫差大，開始一天比一天更冷，因此肺功能要旺盛，才能適應如此的氣候變化。先天肺功能不好的人或因過勞而導致肺疲乏者，容易罹患咳嗽、氣喘、痰多等呼吸系統的疾病，必須特別注意。此外，秋季之氣收斂肅殺，易生燥病，皮膚也會變得粗糙，各種皮膚病容易上身。再強調一次，秋季為了長肉，最好不要偏食，什麼都要吃，更不要為了減肥而節食。秋天最好盡量選擇當季食品，尤其是柿子等鮮甜的水果可以多吃。

◉冬季：早睡晚起，以防冷空氣傷害身體

冬季是腎旺心衰的季節，也是固陽（凝聚陽氣之意）的時期，必須趁此充填夏季所損耗的能量。人體吸收春夏秋冬四季的精氣，並與之同時變化，如果在秋冬兩季無法培育這些精氣，就很容易受到冬季寒氣所傷。

冬季好發毛病

冬季常出現的症狀，包括：感冒、咳嗽、氣喘、過敏性鼻炎、寒涼性蕁麻疹等。這裡所謂寒涼性蕁

❸狗肉湯又稱補身湯，是藥膳偏方，韓國人認為吃狗肉能強身健體，其中又以黃狗肉最有名。

麻疹，指的是到寒冷之處或手泡在冷水裡所形成的發癢症狀。因此而造成心臟負擔者，大有人在。

冬季養生這麼做

冬季健康法強調不要讓陽氣散發而出，必須儲存起來。《東醫寶鑑．內景篇》引《黃帝內經．素問篇》的「四氣調神大論」，認為冬季養生之道如下：

冬三月，此謂閉藏，水冰地坼，無擾乎陽，早臥晚起，必待日光，使志若伏若匿，若有私意，若已有得，去寒就溫，無泄皮膚，使氣亟奪，此冬氣之應，養藏之道也。逆之則傷腎，春為痿厥，奉生者少。

不同於春夏秋三個季節，冬天最好早睡晚起，以防冷空氣傷害身體。此時，最好在床上做點簡單的手足運動，或在室內做點輕鬆的徒手體操。此外，冬天期間最好不要過得太溫暖，如果一直處在溫暖到會發汗的暖室裡，體內的陽氣就容易向外散發掉。原本就不足的陽氣一旦流失，身體就會變得衰弱，不只是冬天，甚至接下來的春、夏兩季也會過得很辛苦。

不要忘了，冬天是為了迎接春天的準備期，是儲育陽氣的季節，換句話說是為了即將到來的一年，在油槽儲滿油的時期。如果冬天過得太溫暖，春天就很容易生病。所謂「溫病」❹，主要症狀與腸傷寒類似，以長期持續高熱感冒的型態出現。至於冬季適當的養生法，則條列如下：

✪衣服不要穿得太少，也不要穿得太厚重。
✪室溫調高，反而對身體有害。
✪冬季最好早睡晚起；相反的，夏天最好晚睡早起。
✪飲食可吃冷辣食品：冷麵等涼食可促進陽氣凝聚，反而會讓身體變暖。泡菜或辣魚湯等辛辣食品則會讓身體散熱，適合冬季食用。
✪手腳冰涼的人，最好隨時飲用生薑茶。

❹「溫病」是感受溫邪引起的外感熱病的統稱，又稱溫熱病，以發熱、熱象偏盛（舌象、脈象、便溺等熱徵象）、易化燥傷陰為臨床主要表現。

【第五章】……健康的飲酒法

酒，自古就被視為「五穀佳釀，米穀精華，有益於人」。韓國中醫古籍《醫方類聚》❶也說，適量飲酒可祛風除寒、驅散惡氣、促進血液循環，還能提升藥效。男性一天可喝一杯左右，或在咖啡中滴入幾滴干邑或白蘭地一類的酒來喝，有促進氣血循環的效果。

但是飲酒切勿過量，否則酒反而成為有害人體的毒藥。從中醫觀點來看，酒多熱多毒，加上喝酒會成癮，不只是生理受害，連精神也會因此成疾。包括宿醉在內，因酒所引發的疾病統稱為「酒內傷」。酒內傷會以不同症狀顯現出來。

◉飲酒過量，喝出毛病

飲酒過量出現的第一個症狀，是手顫抖或手麻痹。這種現象是因為飲酒造成皮膚無法正常呼吸所引起，還會出現嘔吐或腹脹，或喘不過氣來的症狀。腹脹是脹氣之故，因此也可能會有一天裡大便多次的情況發生。

不過，這種程度都還算是輕微症狀。如果酒毒更趨嚴重，所引發的熱毒就會上竄，傷害到肺部，從而造成乾咳不止或氣喘。酒毒還會引發皮膚病，抱怨全身發癢或飽受過敏性皮膚炎折磨的病患中，有相當多的人都是因為飲酒過度才發病。有時，身上也會出現腫塊，嚴重時甚至疼痛不堪，還會像痱子一般發紅腫脹。如果又喝了酒，這種症狀會變得更加嚴重。

此外，還有所謂的「酒渴」❷，並可能因酒引發糖尿病。還有一種不是真的感冒，卻持續出現類似感冒症狀，嚴重時，有的人還會像癲癇一樣莫名昏倒。飲酒過量，還可能引發心臟病、痔瘡、眼前發黑，更嚴重的話還會失明。

近來女性喝酒的情況也日益增加，要注意的是，即使喝同量的酒，但女性會比男性更容易遭致酒內傷。因為女性的體質屬於體內多火，難以消解因酒而起的熱毒之故。一旦火與熱毒在體內相遇便會爆發，也因此成疾。

◉如何做，才能喝酒不傷身？

如上所述，酒毒之害罄竹難書。但有些人在業務上不得不經常喝酒，為了預防酒內傷，最好盡可

❶ 北韓金禮蒙等撰，初刊於一四六五年，收輯中國明代以前醫籍一百五十多種彙編而成，其中包括不少中國已失傳的醫藥文獻。

❷ 病症名，因飲酒過多、熱積於內，使得津液枯燥而導致的渴症。

能適量飲酒。如果辦不到，也不要讓酒毒累積在體內，而酒精由體內排出的途徑有三：排尿、流汗與嘔吐。喝完酒後，在十分難受時，如果能吐出來，酒醒後會感覺舒服多了，這是因為酒精從體內排出的關係。但時常嘔吐會傷及食道，必須多加小心。不僅如此，食道中將食物往下傳送的絨毛也會因此倒豎及受損，所以嘔吐法最好只在緊急情況下使用。

流汗和排尿是排出體內酒精最自然的方法。很多人為了消除宿醉，會在喝完酒的隔天洗三溫暖。但要注意的是，藉由汗水排除酒毒的同時，體內的精氣也會一同流失，因此最好不要經常為之；同時也要避免浸泡在過熱的蒸氣浴池中。酒後想洗三溫暖，可在溫水池中浸泡約二十分鐘即可。最好的方法還是透過適當的運動，以流汗方式自然排出酒精。

想藉由小便來排出酒精，最好趁熱喝杯具利尿作用又對身體有益的綠茶。但茶喝太多會傷腎，因此不要過量。必須提醒你的是，千萬不要在飲酒後馬上喝冷水或冷飲。因為酒未醒時喝冷飲，會立刻進入腎臟，造成腎臟損傷。

《東醫寶鑑》中對於喝酒不傷身的方法，有如下記載：喝醉酒時，先用熱水漱口幾次；如果是爛醉情況，最好用熱水洗臉數次❸；或者以粗鹽刷牙，再以熱水漱口，但次數絕對不要超過三次。這是非常簡單又有效的方法，值得大力推薦。

若要解酒毒，最好使用葛根，但必須使用處暑後到春分之間所挖掘的葛根，解酒毒效果最佳。特別是嘴唇及上眼皮厚實、臉孔圓闊、小腹突出、胸部豐滿的陽明形體質的人，更是特別適合使用葛根。最適合用來解酒毒的下酒菜，則是放了豆腐的鱈魚湯或凍明太魚湯❹。一般人總以為多吃五花肉既可補身又可排除燒酒的酒毒，但這是錯誤的觀念。相反的，大豆或明太魚的解酒毒成效，早在古漢方中就有紀錄，也是民間廣受喜愛的食品。此外，大豆還具有補腎及助元氣的功效。

飲酒後的禁忌事項

✪酒醉後盡量不要吹冷風。飲酒後吹冷風，很容易造成嘴歪或顏面神經麻痺。

✪喝酒後不要勉強吃飯。這有可能引起消化不良的症狀，嚴重的話，還會在腹內積聚成瘤。

✪喝酒後最好不要有性行為。如果酒後進行性行為，會嚴重耗損精氣、縮短壽命。如果此時懷孕的話，對小孩的健康也有不利影響。

以上的禁忌事項看起來似乎很容易做到，但實際上很少有人會重視。然而，維持健康的不二法門就是這些看似微不足道的小原則。再好的保健法，也要你身體力行才有用。

❸ 注意，飲酒後不宜馬上洗熱水澡，可能會增加心臟負擔而有猝死風險，高血壓、心血管疾病患者更要特別注意。

❹ 豆腐中的半胱氨酸是一種主要的氨基酸，可以解乙醛毒，食後能迅速排出酒精。明太魚湯是韓國人最常用的解酒湯，主要是因為魚肉中富含礦物質、維生素及氨基酸，能夠增強肝臟功能。

【第六章】……獨居也會成病

在韓國，以往女人只要超過二十七、八歲沒出嫁，就會被視為老處女。每天只要和父母一照面，就有聽不完的嘮叨，催促妳趕快結婚；親朋好友一見面也會問妳何時請吃喜酒，這種打招呼的方式還真令人受不了。然而，這種程度的不愉快，還可以忍耐；一旦年過三十，情況就會更嚴重，似乎人人的眼光都明白寫著：超過三十歲卻沒有男人要，這樣的女人一定有問題。

不過，時代真的變了，想法也先進了許多。當今社會二十七、八歲的未婚女性比比皆是，這些女性在乎的，不是有沒有哪個男人肯要我，而是有沒有值得在一起的男人。此外，擁有經濟能力的現代女性不用靠男人養，因此有越來越多的女人在寧缺勿濫的情況下，寧願抱持獨身主義而不肯屈就。還有就是離婚率攀高，也使得獨居女性與日俱增。

◉獨居女性身心容易出現問題

然而，儘管世事變化多端，還是有些無法改變的事實，人的生理節奏就是其一。到了適當年齡就該結婚生子，不僅是社會慣俗，對於健康方面也存在著某種程度的意義。年紀老大還不結婚，或結了婚後又獨居的女性，身心都容易出現一般人無法想像的某些症狀。

雖然在較為保守的東方社會，對於性生活還有著遮遮掩掩的彆扭態度。但事實上，性對維持健康的生活卻占有出乎意料的重要性。性生活圓滿，生理節奏才能調和，也才能避免隨之而起的各種毛病。尤其是獨居女性，這些顯現在外的症狀會更明顯：

- 顴骨部位泛紅，臉上開始出現黑斑
- 慢性感冒症狀纏身
- 一到凌晨，下腹隱隱作痛，難以成眠
- 時常感覺疲倦，凡事提不起勁
- 每到下午，頭腦昏沉，頭痛劇烈
- 討厭嘈雜，躲避明亮光線
- 不喜歡和人見面
- 很容易受到驚嚇
- 很會流汗
- 肩膀發熱，腰肋疼痛
- 陰部發癢，分泌物變多
- 毫無理由地下體流血
- 口裡帶有苦味，食欲不振

✪眼裡散發出異樣的光采
✪夢到和神鬼交媾

這類「獨居病」具有反覆的週期性，雖然時間因人而異，但一般大概以三個月左右的間隔反覆出現。同時，每到月經來潮之際，不舒服的症狀就會加劇。當然，並不是每個獨居女性都會出現這些症狀，主要發生在性功能發達的人、乳房與乳頭大的人、皮膚暗黑的人、眉毛粗濃的人或眼間多淚的人身上。具有以上這些特徵的女性，在出現獨居病症狀時，如果置之不理、不徹底加以治療的話，子宮內就會長瘤或恐罹患子宮肌瘤。

中醫處方中，以生地黃、柴胡為主的「抑陰地黃丸」，或以柴胡、黃芩、半夏為主的「柴胡抑肝湯」可以對治這些症狀；「四物湯」配合個人體質加味之後服用也可。

【治療實例67】

獨居病：滿臉黑斑，下腹疼痛

我所治療的患者中，有一位皮膚特別黑的四十多歲婦人，她在朋友介紹下來醫院求診。這名婦人的臉上長滿黑斑，一片黑糊糊的，臉色看起來也不太好。「天剛破曉時，下腹就隱隱作痛，有時還會痛到醒過來，然後就一直翻來覆去睡不著。尤其是經常有感冒跡象，腦子沒有完全清醒的一天。有時會頭痛欲裂，不管吃多少止痛藥都沒用。」

我詢問她，除此之外還有哪些症狀，這名婦人回答說，不知道是不是因為身體不好，經常會感到非常疲倦，做什麼事都提不起勁來。我猜想她會不會是獨居症所引發的症狀，便對頭痛部分仔細詢問：「妳的頭痛症狀，是上午比較嚴重？還是下午比較嚴重？」「上午覺得還可以忍耐，但到了下午就會更嚴重。我也沒什麼需要操心的事情，怎麼會這樣呢？」

綜合這名婦人的長相和她所抱怨的症狀來看，毫無疑問是獨居病的症狀。她黝黑的膚色、滿臉的黑斑以及特別明亮的眼神，都可證明。

「唐突問妳一句，妳是不是一個人獨居？」我小心翼翼地問她。婦人的眼睛閃閃發亮，一副吃驚的樣子。「哎呀，醫師您怎麼知道？坦白說，我五年前就和丈夫離婚，現在獨自帶著孩子住。」她的回答再度證明了這是獨居病的症狀。接著，我考慮到婦人的種種症狀以及其他因素後，開了「加味柴胡抑肝湯」為處方治療。服藥後沒多久，婦人的頭痛症狀就消失了，其他症狀也逐漸好轉，連原先整臉的黑斑也一點一點地變淡，臉上的血色也逐漸恢復了。

【第七章】……運動，不是勞動

都市人的生活都偏向靜態，不再勤快地勞動四肢，而是靜靜地坐著看書、打電腦、辦公。連短短的距離都要開車或搭公車，不願多走路。我們也不再流著汗用手洗衣服，而是簡單按幾個鈕，讓洗衣機代勞。如此的生活型態，不能單純只以變懶的層面來理解。

從早到晚的職場忙碌生活、職業婦女的增加、激烈的考試制度，都讓現代人的生活越往靜態發展。人體的氣血循環順暢、血脈調和運作，是維持健康的基本條件；而缺乏運動，就會打破人體內所有的均衡。不管睡得再多，總覺得睡不飽；因為消化不良，肚子老是感到難受；肥胖和生活習慣病的纏身，讓人寢食難安。

為了維持健康，我們把運動器材搬進家裡，或是清晨沿著公園小徑跑步、打羽毛球。家庭主婦參加社區活動，隨著音樂跳有氧舞蹈；上班族則利用清晨或晚上到健身中心去活動筋骨。雖然適當的運動可以促進氣血循環，是維持健康最好的方法，但是過量或不正確的運動，反而有礙健康。也就是說，運動不能成為勞動。

◉運動守則

運動是維持健康的一種手段，而不是目的。任何事都一樣，過猶不及都不好，運動也不例外。事情做過頭，就跟做得不夠一樣，都是不合適的。看看運動選手就可以瞭解，再也沒有比運動員身體更結實、體力更強健的人了。但每天連續幾個小時不停鍛鍊，如此幾十年下來，到最後身體就會受不了：棒球投手會因為肩膀痠痛而飽受折磨，馬拉松選手會因肌肉痛或腿部痙攣而疼痛難忍，例如我們所熟知的一位馬拉松選手後來就動過腳底手術，只能忍痛退休。

運動也有該遵守的原則，以及盡量要避免的禁忌。

女性運動時，最好不要流太多汗

對女性來說，汗即是血，所以女性流汗太多的話，對健康不好。平常沒做什麼特別的事情，卻經常汗流浹背的女性，建議最好去做做身體檢查，很有可能是身體衰弱或體內功能發生異常。

對女性來說，不管是多好的運動，運動時若汗如雨下，那就不行。這類運動一開始或許不會對身體造成不好的影響，但久而久之，身體就會出現各種異常狀況。血以汗的型態大量流失，皮膚會變得粗糙，嚴重時還會毫無理由地下體出血。女性運動時，最好止於背部流汗微濕的程度就好。

體力減退時，最好不要運動

因生病或過勞等原因，而致使體力減退，就表示體內能量不足。在這種情況下，當務之急便是充

分休息，盡可能不要運動。若不遵守此原則而勉強運動的話，就會造成心肺功能下降，可能導致嚴重的後果，不可不慎。

太早或太晚運動都不好

我們的身體構造，就是適合白天工作、晚上休息。尤其是晚上要有充足的睡眠，肝膽才能順利造血，也才能健健康康地過日子。血氣不足，眼睛就會出現血絲，體力也會衰退，疲倦揮之不走。那麼，所謂的太早和太晚，又是以何種標準來界定呢？答案是以「日出、日落」為標準，也就是說，所有活動都應該盡量在太陽出現在空中的那段期間完成，在太陽還沒升起前的黎明及太陽落下的深夜裡，都不能營衛❶，氣血無法順暢運行。在這種時候運動的話，等於強制破壞身體的調和，對健康傷害很大。上班族一般很難有充裕的時間，因此很多人都利用黎明或深夜時間運動，但這其實並不是個值得鼓勵的做法。就算要早起運動，最好也在破曉後再開始。

運動後，不要馬上以冷水淋浴或泡澡

運動後，身體會發熱而汗流滿身，所以很多人都喜歡用冷水淋浴，或直接泡在冷水裡來冷卻身體的熱氣。但在汗還沒冷卻的狀態下沖冷水澡，其實相當危險。運動後流汗，證明皮膚上的毛細孔正大大地張開著，同時也表示外界空氣可以直侵而入。此時如果馬上以冷水淋浴或泡在冷水中，外界惡氣便會經由張開的毛細孔侵入體內。如此一來，輕者傷風感冒，重者則罹患各種疾病。運動之後最好以溫水沖澡，不要用太燙的水或冷水淋浴。

洗澡後，不要馬上吹到冷風

不管是在健身房的淋浴室或澡堂，常可見到許多人會直接就著電風扇的風來吹乾頭髮。就保健層面來看，這樣的舉動必須避免。在身體熱氣還未冷卻的狀態下吹到冷風，容易罹患頭風，導致暈眩症、頭痛、顏面神經麻痺等症狀。「頭裡冒冷風」的俚語，正是頭風產生的症狀。

運動後，不宜喝冰水

很多人在運動後，因為身體發熱，拿了冰水就咕嚕咕嚕猛灌。我們也常看到，很多運動選手在運動結束後，雖然懂得穿上衣服包裹身體，以預防肌肉僵硬，卻毫不猶豫地拿起冰水就喝。久而久之，喝多了冰水，體內就會出現痰飲症狀，成為危害健康的萬病根源。眼睛下方出現黑眼圈，毫無理由地心跳劇烈、頭昏目眩，以及頻尿、尿後不清爽、身上常出現腫塊等，這些症狀都源自於痰飲。突然變胖或變瘦也是痰飲會出現的現象之一，更可能導致中風。不僅運動過後，連平常生活最好也飲用室溫狀態的水。

❶ 中醫用語。營氣為營養物質，是指人體必需的各種物質，衛是指防衛於體表的陽氣，營屬陰衛屬陽，是身體表層抵禦外邪的第一道防線，當營衛不和、陰陽失調時，抵抗力會很差，動不動就會冒虛汗。

【第八章】……警告！不要喝冰水

二、三十年前，誰也想不到飲水還要花錢買。那時大家都是以口就著水龍頭直接喝，想想在漢江旁洗衣服的情景，似乎也才是昨天的事而已。

但隨著環境污染日趨嚴重，不只是水，連萬物的生存也受到莫大威脅。工廠排放的廢水污染了河川，魚蝦蹤跡全無，由於上游水源受到污染，連自來水也無法正常飲用。如今，家家戶戶不得不安裝淨水器，或是在黎明時分排隊接山泉水，或是訂購純淨水來飲用。

為了喝到乾淨、有益身體的飲水，我們想盡辦法。但事實上，這樣的努力也只能保證不會喝到受污染的水。我們現在所能做到的最好方法，就是把水煮過了再喝。但與其喝白開水，不如放些炒乾的玉米粒、麥粒、決明子一起煮來喝更好。乾炒穀物時，可以炒到有點焦的程度，不僅能使煮出來的水更加香醇，還能吸收重金屬，成為更有益健康的飲用水。決明子是有益肝氣的食品，自古便深受歡迎。比決明子更好的是桑枝茶，春日時分折下充滿水分的桑樹枝，放進水裡煎煮來喝，這種桑枝茶具有預防中風與肥胖、促進消化等功能，漢方效果特佳。

喝什麼水固然重要，但怎麼喝也同樣不可忽視。現在的辦公室大都會安裝一台冷熱水開飲機，每個人家裡也都有台冰箱，因此天熱時，自然就會想來一杯透心涼的冰水。甚至有人為了解決便秘問題，一早起來還會把冰水當藥似地咕嚕咕嚕喝下肚。讓人憂心的是，沒有多少人瞭解到冰水對健康的害處。為了治療便秘，一大清早就猛灌冰水的人不少，但有些人的體質並不適用這個方法，反而讓便秘情況更加惡化。

◉痰飲為萬病根源

長期飲用冰水，會造成體內臟器功能萎縮，氣血循環惡化。如果氣血循環不順，積聚在一處，就會造成萬病根源的痰飲症狀，使得體液無法正常製造。一旦發生痰飲，主要會有下列症狀：

- 眼睛下方出現黑眼圈
- 覺得噁心想吐
- 頭暈目眩、頭痛
- 腹鳴
- 頻尿，尿後仍覺不清爽
- 身體上常出現腫塊
- 突然變胖或變瘦

✪毫無理由的心跳劇烈
✪嚴重的話，還會導致中風
✪按壓心窩與肚臍中間，會感到壓痛

像這樣的痰飲症狀，不只是喝冰水造成的，吃太多生冷食物也會出現痰飲症狀。生魚片或生肉片最好不要多吃，水果也是吃一兩片就夠了。有些人認為水果有益健康，就以為愛吃多少就吃多少，但其實不管是什麼東西，吃太多都對健康不好。尤其絕對要改掉吃冰冷食物的飲食習慣，從冰箱剛拿出來的東西，不管是水或水果，都不要馬上下肚。冰箱是保存食物的一個儲藏所，不是為了讓你吃冰鎮食品而發明的電器用品。

請盡量喝室溫下的水，也不要多吃生冷食物。或許這些飲食原則看起來很瑣碎，但若能一個個改正錯誤的生活習慣，擁有健康人生就不再是一個可望不可即的遙遠夢想。

附錄：本書所列方劑與藥材組成一覽表

※警告：本表僅供參考，有意使用者必須先徵詢專業中醫意見，切勿自行採用。

方劑名稱	藥材組成	出現頁碼
加味腎氣丸	附子、白茯苓、澤瀉、山茱萸、山藥、車前子、牡丹皮、官桂、川牛膝、熟地黃	23、173
補陰散	生地黃、甘草、乾薑、川芎、熟地黃、白芍藥、陳皮、當歸、白朮、黃柏、知母、天門冬	24
大造丸	紫河車、熟地黃、生地黃、天冬、懷牛膝、當歸、枸杞子、杜仲、五味子、黃柏、鎖陽、肉蓯蓉	24
補陰益氣煎	人參、當歸、山藥、熟地黃、陳皮、炙甘草、升麻、柴胡	24、162
正氣天香湯	香附子、陳皮、烏藥、紫蘇、乾薑、甘草	31、61
參蘇飲	人參、紫蘇、半夏、茯苓、陳皮、葛根、桔梗、前胡、枳殼、木香、甘草、生薑、大棗	33
四君子湯	人參、白朮、甘草、茯苓	39
四物湯	熟地黃、當歸、川芎、白芍	39、93、110、162、186、192、242
天王補心丹	生地黃、五味子、當歸、天門冬、麥門冬、柏子仁、酸棗仁、人參、玄參、白茯苓、遠志、桔梗	49
香砂平胃散	蒼朮、厚朴、陳皮、香附、砂仁、枳殼、麥芽、神麴、乾薑、木香、甘草、萊服子、山楂	51、73

五積散	白芷、川芎、甘草、茯苓、當歸、肉桂、芍藥、半夏、陳皮、枳殼、麻黃、乾薑、蒼朮、桔梗、厚朴	53、196
柴胡抑肝湯	柴胡、赤芍、牡丹皮、青皮、連翹、地骨皮、香附、川芎、甘草、蒼朮	53、142、242、243
龍膽瀉肝湯	龍膽、澤瀉、木通、車前子、柴胡、生地黃、當歸、梔子、黃芩、甘草	57
二陳湯	半夏、陳皮、茯苓、甘草	58、67、84、153、212
人參養榮湯	人參、白朮、茯苓、當歸、熟地黃、桂心、芍藥、陳皮、遠志、黃耆、甘草、五味子、大棗、生薑	62、171、202
四七湯	半夏、厚朴、茯苓、紫蘇	61
香蘇散	香附子、紫蘇葉、陳皮、炙甘草、生薑、蔥白	67
黃連解毒湯	黃芩、黃連、黃柏、山梔子	67、93
平胃散	陳皮、厚朴、蒼朮、甘草、生薑、大棗	67、184、212
補中益氣湯	黃耆、黨參、生薑、甘草、當歸、白朮、陳皮、升麻、柴胡、大棗	68、103、142、149、162、200、201
全生活血湯	紅花、蔓荊子、細辛、生地黃、熟地黃、槁本、川芎、防風、羌活、獨活、炙甘草、柴胡、當歸	68
六君子湯	人參、白朮、茯苓、甘草、陳皮、半夏、生薑、大棗	71、105、121、180、222
十全大補湯	茯苓、白朮、人參、熟地黃、炙甘草、白芍、黃耆、肉桂、當歸、川芎、生薑、大棗	39、77、174

仁熟散	人參、枳殼、五味子、桂心、山茱萸、甘菊花、茯神、枸杞子、柏子仁、熟地黃	82
八珍湯	當歸、川芎、白芍、熟地黃、大棗、人參、白朮、茯苓、炙甘草、生薑	86
六味湯	當歸、白芍、黃耆、甘草、陳皮、桂圓	88
金水六君煎	半夏、陳皮、茯苓、甘草、熟地黃、當歸、生薑	88
參苓白朮散	人參、白朮、茯苓、甘草、山藥、白扁豆、蓮子肉、薏苡仁、桔梗、砂仁、大棗	89、178
經效散	柴胡、大黃、當歸、芍藥、甘草、連翹、犀角	91
八味丸	熟地黃、山藥、山茱萸、茯苓、澤瀉、牡丹皮、肉桂、炮附子	91、160
十全湯	人參、白朮、茯苓、甘草、當歸、川芎、芍藥、地黃、桂枝、黃耆	91、92
加減八味湯	熟地黃、山茱萸、丹皮、澤瀉、茯苓、山藥、麥冬、肉桂、北五味子	100、129、150
滋陰降火湯	白芍、當歸、熟地黃、白朮、天門冬、麥門冬、生地黃、陳皮、知母、黃柏、甘草、生薑、大棗	102、145、152、153、194
六味地黃湯（丸）	熟地黃、山藥、山茱萸、澤瀉、茯苓、牡丹皮	103、150、160、165、201 210
滋血養筋湯	川歸、熟地黃、白芍、川芎、人參、五味子、麥門冬、黃柏、知母、牛膝、杜仲、蒼朮、薏苡仁、防風、羌活、甘草	105、196
人參養胃湯	蒼朮、人參、半夏、茯苓、藿香、甘草、厚朴、陳皮、草果、烏梅、生薑、大棗	105、184

溫腎散	熟地黃、蓯蓉、麥門冬、牛膝、五味子、巴戟天、甘草、茯神、乾薑、杜仲	113、150
蟠蔥散	蒼朮、甘草、延胡索、肉桂、乾薑、三稜、青皮、茯苓、蓬朮、縮砂、丁皮、檳榔	115
加味八物湯	人參、白朮、茯苓、甘草、熟地黃、當歸、川芎、白芍、黃耆、香附子	119
清熱化痰湯	貝母、天花粉、枳實、桔梗、黃芩、黃連、玄參、升麻、甘草	127
瀉白散	桑白皮、地骨皮、甘草、粳米、竹葉	132
濟陰丹	香附子、烏豆、乾薑、蒼朮	135、209
導赤散	生地黃、木通、淡竹葉、甘草	138
十味導赤散	黃芩、黃連、麥冬、半夏、茯苓、赤芍、木通、生地黃、地骨皮、甘草	138
歸脾湯	人參、黃耆、白朮、茯苓、當歸、棗仁、桂圓肉、遠志、木香、甘草、生薑、大棗	142
清心溫膽湯	麥門冬、川芎、人參、遠志、甘草、當歸、白芍、白朮、茯苓、陳皮、半夏、枳實、竹茹、石菖蒲、香附子、黃連	144
補肺湯	人參、黃耆、五味子、紫菀、桑白皮、熟地黃	147
加味八味湯	熟地黃、山藥、山茱萸、牡丹皮、雲苓、澤瀉、巴戟、菟絲子、遠志、韭菜籽、茵陳、附子、上元桂、芡實	153
養胃進食湯	人參、甘草、白朮、白茯苓、厚朴、生薑、陳皮、神麴、麥芽、蒼朮	155
大補湯	當歸、人參、黃耆、白芍、生地黃、甘草、白朮、白茯苓、川芎	156

腎氣丸(湯)	乾地黃、薯蕷、山茱萸、澤瀉、茯苓、牡丹皮、桂枝、附子	160、161、173、208
八味丸	熟地黃、山藥、山茱萸、澤瀉、茯苓、牡丹皮、肉桂、附子	160、166
左歸飲	熟地黃、枸杞子、山藥、甘草、茯苓、山茱萸	160
疏風順氣丸	大黃、車前子、檳榔、火麻子、山藥、牛膝、木香、蓯蓉、郁李仁、白茯苓、續斷、人參、枳殼、獨活、白朮、甘草	162
獨活散	獨活、羌活、川芎、防風、細辛、荊芥、薄荷、生地黃	166
清胃散	生地黃、牡丹皮、黃連、當歸、升麻	166
烏地丸	烏梅肉、生地黃	166
當歸拈痛湯	防風、羌活、升麻、澤瀉、豬苓、白朮、葛根、黃芩、苦參、知母、炙甘草、茵陳、當歸、蒼朮	181
大黃左經湯	細辛、茯苓、羌活、大黃、炙甘草、前胡、枳殼、濃朴、黃芩、杏仁、生薑、大棗	182
卻病延壽湯	人參、白朮、白茯苓、牛膝、白芍、陳皮、山楂、當歸、甘草	200
瀉陽補陰湯	黃連、黃柏、枯芩、知母、貝母、桔梗、杏仁、五味子、紫菀、當歸、赤芍、生地黃、天門冬、天花粉、白朮、白茯苓	226
抑陰地黃丸	熟地黃、山茱萸、山藥、澤瀉、牡丹皮、茯苓、生地黃、柴胡、五味子	242

國家圖書館出版品預行編目資料

面相診病；源自《黃帝內經》的面相健康解碼／
趙成泰作；游芯歆譯. ——初版.——臺北市：
橡實文化，大雁文化出版，大雁文化發行，2010，08
256面　17×23公分
ISBN 978-986-6362-19-4（平裝）
1. 望診　2. 臉
413.241　99015584

BH0006
面相診病——源自《黃帝內經》的面相健康解碼

作　　者　趙成泰
譯　　者　游芯歆
特約主編　莊雪珠
封面設計　黃聖文
版面設計　舞陽美術・張淑珍、張祐誠
校　　對　莊雪珠、魏秋綢

發 行 人　蘇拾平
總 編 輯　周本驥
副總編輯　顏素慧
行　　銷　郭其彬、王綬晨、夏瑩芳、邱紹溢
出　　版　橡實文化
大雁文化事業股份有限公司
臺北市重慶南路一段121號5樓之10
電話：02-2311-3678　傳真：02-2375-5637
E-mail信箱：acorn@andbooks.com.tw
劃撥帳號；19983379 戶名：大雁文化事業股份有限公司
讀者服務信箱：andbooks@andbooks.com.tw
讀者傳真服務(02)2375-5637

香港發行／大雁（香港）出版基地・里人文化
地址：香港荃灣橫龍街78號正好工業大廈25樓A室
電話：852-24192288　傳真：852-24191887
Email信箱：anyone@biznetvigator.com

印　　刷　成陽印刷股份有限公司
初版一刷　2010年8月
定　　價　320元

I S B N　978-986-6362-19-4